日本で治療薬が買えなくなる日

五味洋治

宝島社新書

はじめに　本当に「世界最高レベル」なのか

「我が国は、国民皆保険制度を通じて世界最高レベルの平均寿命と保健医療水準を実現しています。今後とも現行の社会保険方式による国民皆保険を堅持し、国民の安全・安心な暮らしを保障していきます」

厚生労働省は同省のホームページで、国民皆保険制度の意義についてこう説明している。

高い医療レベルを自慢する国でいま、深刻な薬不足が起きていることをご存じだろうか。

「この薬は現在欠品しています。他の薬品で代用していいですか。ほとんど成分は同じですからね」

お医者さんにかかって処方箋をもらい薬局に持って行った時、こんなことを言われた経験を持つ人は少なくないはずだ。薬が手に入らない。そう聞いても、ピンと来ないかもしれない。何を隠そう。私もそうだった。

個人的なことだが、私は、足の指や関節が腫れて痛む痛風に悩まされてきた。そのため原因となる血液中の尿酸を下げる薬を長く服用してきた。コレステロールを下げる薬も飲んでいる。

おおげさにいえば、これらの薬は私の健康に直結している。野菜や果物なら、天候の影響で品薄になるのは理解できる。しかし日本には数多くの製薬会社があり、毎日無数の錠剤が製造されているはずなのに、いったいどうしてなのだろう。

手に入りにくい医薬品の多くはジェネリック（後発薬）と呼ばれるものだ。業界団体のまとめでは2022年5月の時点で、2516点。ジェネリック全体の1／4に当たるという。

ジェネリックとは、最初に作られた薬（先発薬）の特許が切れるのを待って、別のメーカーがほぼ同じ成分で作ったものをいう。かつては、新薬の後にぞろぞろ出てくるので「ゾロ品目」などともいわれ、品質に疑いの目が向けられたこともある。

しかし価格は新薬の半額程度に抑えられており、患者にはありがたい。国民医療費は2019年度には44兆円を超えた。2025年度には54兆円に膨らむと予測されている。世界に誇る国民皆保険制度を維持している政府も国民医療費を抑えるため、安くて安心な薬を普及させたい。特許権の存続期間が過ぎている薬がジェネリック医薬品に置き換えられため、日本の医療費は年間で約1・86兆円（「2022年度薬価制度改革について」厚労省）節減できているという。

いろいろな面でいいことではないか。わたしも薬剤師から勧められるままジェネリックに変更したのだが、それが「不足している」という。「話が違う」と言いたくなる。

そもそも、この「クスリ大混乱」は、福井県あわら市にある小林化工という製薬会社が作っていた薬に睡眠剤の成分が混入し、2人が亡くなるという信じられない事件が発端となった。2020年暮れに発覚した事件だ。その後別のメーカーにも不正が発覚し、さらに医薬品が保存されていた倉庫の火災なども追い打ちをかけた。2章で詳しく触れている。

調べてみると、今回の薬不足は、偶然ではなかった。問題を起こしたジェネリック薬は中国やインドなど海外の安い原料を多く使っているうえ、決められた手順を守らないでつくられていた。製薬工場は「ブラックボックス」のように何が起きているか分からず、不正を告発しても無視される「軍隊のような上意下達」の環境でつくられていた。

厚労省や財務省は、ジェネリック薬の8割普及を、半ば強引に進めた。業界団体は「5年待ってほしい」と言っていたのに、それを無視しメーカーの自滅を招いたが、知らんぷりだ。そんな中、ジェネリック大手日医工が業績悪化で事業再生に追い込まれた。混乱はいっそう拡大するだろう。

日本では、医療費削減のためとして薬の値段（薬価）が毎年容赦なく下げられる。海外の医薬品メーカーがそんな日本市場を敬遠し、卓越した効能のある一部の治療薬が日本で使えなくなっている。日本は「世界最高レベルの保健医療水準」のはずだが、海外には薬があるのにそれを使った治療が受けられない「ドラッグラグ」が再燃していることを認識すべきだ。これについては5章で詳しく触れる。

薬の流通不安の中で薬局、薬剤師は悲鳴を上げている。6万店を突破した薬局、人口10万人当たりで見るとOECD（経済協力開発機構）加盟国中、最も数が多い薬剤師（31万人）も大幅リストラの対象にされつつある。6章では、そんな現場の声を集めている。

私は言われたままに薬をもらい、服用する平均的な人間だった。薬は人間を救う存在だが、少しのきっかけで供給が不安定化する危うい存在でもある。安易に飲み続けるのではなく、薬の効能や来歴を自分でも調べ、飲まずに済む努力をすべきだ。日本の薬価を巡る複雑怪奇で、「弱いところから絞り取る」式な制度も、見直すべきではないか。

製薬業界や薬剤師、薬局の世界について、正直、執筆しながら勉強したことも多い。扱った中身は幅広く、消化不良や誤解している部分があるかもしれない。すべては私の責任である。それでも、しがらみがない分、おかしな点はおかしいと指摘できたのではないかと自負している。もし読者の方に少しでも薬について目覚めてもらえたなら、この本は使命を果たしたことになる。

執筆に当たっては宝島社の小林大作さんに、資料の収集など、さまざまなアレンジをしていただいた。何よりも、突然のインタビューに応じてくださった関係の団体や医師、薬剤師、企業の方々にも、この場を借りてお礼を述べたい（なお文中では、ジェネリックについて、文脈に沿って後発薬、後発品、ジェネリック薬、ジェネリック医薬品などと表現している）。

2022年5月　五味洋治

目次

3章 ジェネリックの普及は進むか　99

4章 薬価を狙い撃ちにして起きたこと　139

価改定という名の「引き下げ」／国民医療費は1人当たり35万円強／削減の白羽の矢が立ったジェネリック薬／削減のロードマップ／Q＆Aで啓蒙活動／基準をしっかり守って製造している／生活保護者はジェネリック薬使用が前提に／医薬品産業ビジョン2021が示したもの／新薬が出なくなっている理由／革新的新薬の薬価維持は「世界標準」／医薬品に医療費削減を押しつけている／抗がん剤、オプジーボの受難／医師に関係する診療報酬は「聖域」／現在の医療制度に根本原因あり／「お年寄りを大切に」だけでは続かない／薬価制度の見直しやジェネリックの製造銘柄制限も必要／政策の転換必要との指摘も／金銭的インセンティブ廃止を／次なるターゲットは湿布薬と花粉症薬

5章

日本でドラッグラグが再燃している

新薬の遅れは1〜2年だったが／未承認がん薬で、月に500万円／個人輸入を試みる人も／社会問題化したドラッグラグ／新薬承認までの時間がまた延びてきた／2018年、新薬加算を厳格化／費用対効果評価とは／新薬開発で中国に出遅れ／医薬品市場の成長率は日本のみマイナス／イノベーションが正当に評価されていない／日本国内からもドラッグラグを懸念する声／民間からも活発な提言が／経済安保の対象となっている医薬品／アメリカの巨大企業、次の狙いはヘルスケア／グーグル、アップルも進出図る／

1章　製薬業界でいま何が起きているのか

日常使う薬が消えた！

「出荷調整が行われているせいで、結構ヒヤヒヤしているんですよ」

こう話すのは私の行きつけのベテラン薬剤師さんだ。私が服用している薬も出荷調整されているものなので、薬剤師さんが注文しても、「入荷未定です」と言われるという。

その薬は、いつもなら銀色をした分厚い５００錠包装で入荷してくる。ところが「５００錠包装は欠品中、１００錠包装なら」ということで、なんとか納品してもらった。言葉は悪いかもしれないが、相手を見てバラ売りしているということだ。

この薬剤師さんによれば、ある血圧を下げる薬の場合、どのメーカーも欠品中という時期があった。医師が60日処方、90日処方と指示を出しても現物がなく、30日分で納得してもらい、残りは待ってもらっているという。

その後も入荷はなく、卸売業者に毎日のように在庫確認の電話を入れている。それでもメドがたたず、メーカーを替えてなんとかしのいだという。

メーカーが違えば包装の柄が違い、錠剤の色も変わることがある。見かけの印象はわりと大きい。

同じ成分、量のジェネリックでも価格が違うケースもあり、支払額が高くなって、患者から苦情が出ることもあるそうだ。

ジェネリック薬とは

ジェネリック薬について、簡単に説明しておこう。ふだんはあまり意識していないはずだが、薬局などで渡される処方薬は8割が、これになっている。政府広報オンラインという、インターネット上のページに説明がある。表現は堅苦しいが、正式な説明だ。

「医薬品には、一般の薬局・薬店で販売されている『一般用医薬品』と、医療機関で診察を受けた時に医師から処方される『医療用医薬品』があります。

さらに、『医療用医薬品』には、新しく開発・販売される『先発医薬品（新薬）』と、先発医薬品の特許が切れた後に先発医薬品と同じ有効成分を同量含み、他の医薬品メーカーにより製造・販売される『後発医薬品』があり、後者を『ジェネリック医薬品』とも言います」

つまり、新薬の特許が切れた後に、ほぼ同じ有効成分を持って発売される薬を「ジェネリック」と呼ぶのだ。一方、日本ですでに新薬として承認された先行バイオ医薬品の後発品は、バイオシミラー（注）と呼ばれている。

医薬品の種類

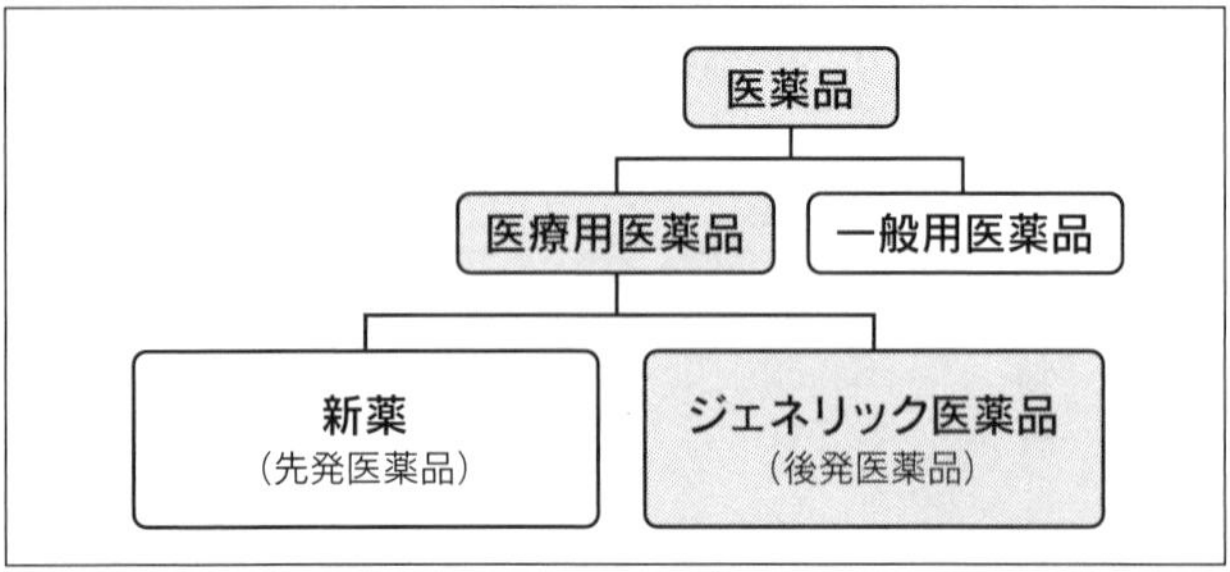

厚労省ホームページ

政府広報の中には出てこないが、オーソライズド・ジェネリックというものもある。先発医薬品を製造販売する製薬会社から、正式に特許権の許諾（オーソライズド）を得て、販売されるジェネリック医薬品のことだ。

特許権の許諾を受けているため、先発医薬品の特許が切れる前に発売することができる。これについては、3章で詳しく紹介するが、頭文字を取って、AG（エージー）と呼ばれる。いきなりジェネリックを使うことに不安のある人は、AGを選ぶのも手だろう。

（注）バイオ後続品のこと。日本ですでに新薬として承認された先行バイオ医薬品と同等、同質の品質、安全性及び有効性を有する医薬品。

安さが武器の「リリーフ投手」

冒頭から英語がたくさん出てきて戸惑ったかもしれない。もう少しお付き合いいただきたい。ジェネリックは、英語で書けばgenericsもしくはgeneric drugとなる。薬には覚えやすいように名称がつけられているが、ジェネリックは有効成分名を販売名にしている。芸能人を芸名でなく、本名で呼ぶようなものと考えればいい。新薬ではないので開発費がかかっていない。その分、価格は安くなる。

万が一、ジェネリックが欠品になっても、やや高い先発薬が市場にあれば代用できる。とりあえずそれを手にして飲んでいれば安心だ。

しかし、先発薬がすでに生産停止となっていて、ジェネリックも流通していないのなら、当分服用をやめるか、似た成分の別の薬に変えるしかなくなる。薬に頼りすぎはよくないが、慣れた薬がなくなるのは不安でもあり、健康にも少なからぬ影響が出るはずだ。

先発と後発と聞くと、野球の投手みたいと思うかもしれない。野球でいえば後発は、先発投手からマウンドを引き継ぐリリーフ投手に似ている。

薬の世界では、熱い注目を浴びるのは圧倒的に先発だ。つまり新薬である。世界の大手製薬会社は、あっと驚く新薬の開発にしのぎを削っている。これまで治らないとされていた病気に一定の効果があるとなれば、世界的なヒットとなり、多くの人の命を救う。そして莫大な収入をもたらす。

ジャンルは違うが、新型コロナウイルス用のワクチンを考えてみよう。最先端の技術を使って、効果のあるワクチンを開発すれば世界的なヒット商品となる。アメリカの製薬大手ファイザーや、バイオ技術企業モデルナは、そのいい例だ。

当然のことだが、新薬開発には膨大な開発費がかかる。いろいろな数字があるが、1つ分かりやすい数字を紹介したい。以下は、製薬大手「中外製薬」(東京都中央区)のホームページの「くすりを創る」という箇所だ。新薬開発について分かりやすく解説している。

基礎研究からスタートし500億円かかることも

新薬について、こう説明されている。

「日本では、ひとつの薬ができるまでに、9~17年もの歳月を要し、費用は約500億円といわれる。新薬の開発に成功する率は約3万分の1とも言われ、ほとんどの候補物質は途中の段階で断念される」

なるほど、新しい薬というのは、ほとんど「奇跡の結晶」なのだ。

開発は、天然素材(植物・鉱物・動物など)から抽出したり、化学合成・バイオテクノロジーなどを駆使した方法によって、薬の候補となる化合物をつくり、その可能性を調べ

新薬の特許有効期間とジェネリック医薬品

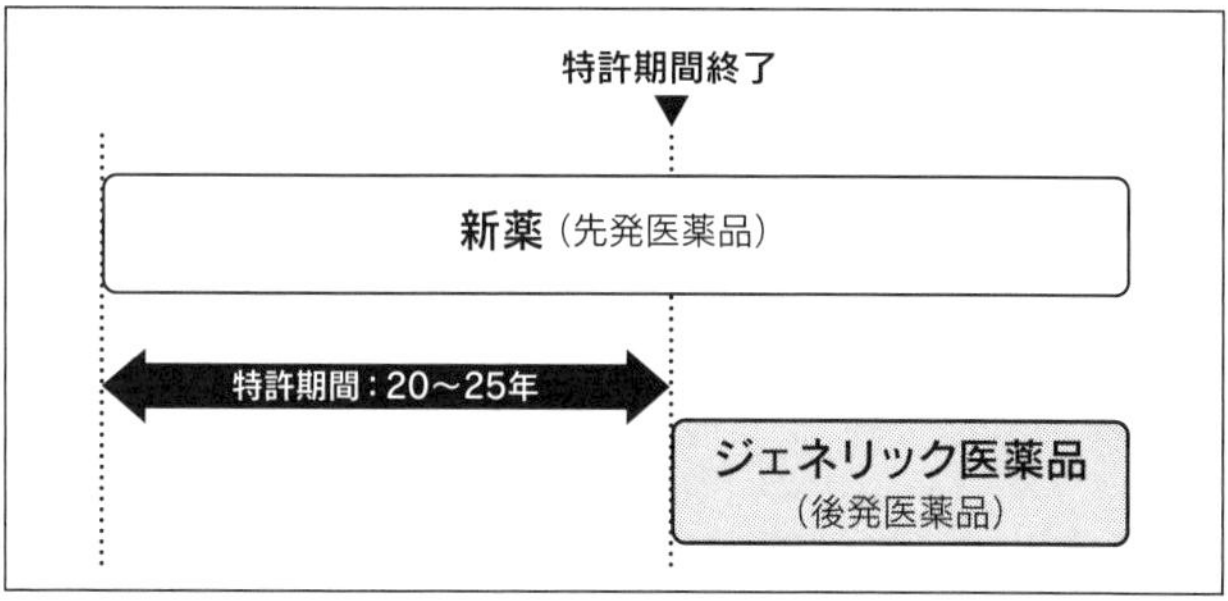

厚労省ホームページ

る研究から始まる。最近ではゲノム（遺伝子）情報の活用も進められている。

創薬研究（2～3年）、開発研究・非臨床試験（3～5年）、臨床試験（3～7年）と段階を踏んでいく。「くすりの候補」を用いて国の承認を得るための成績を集める臨床試験は、特に「治験」と呼ばれている。ワクチン開発ですっかりおなじみとなった言葉だ。

「治験」は3段階に分かれている。病院などの医療機関で、健康な人や患者を対象に同意を得た上で繰り返し試験を行う。その後、データを収集して、薬としての可否を判断する。

最終段階の臨床試験は病気に対する有効性やヒトへの安全性を確認し、そこで問題がなければ、厚労省に対して承認を得るための申請を行う。

学識経験者などで構成する薬事・食品衛生審議会など

の審査を通過した後、薬価基準に収載（薬価基準収載）されると、新薬として製造・発売が可能となる。

これほど手間と時間をかけた末、「奇跡」がようやく薬の姿となるわけだ。それなのに特許が切れると別メーカーが参入するというのは非情な気もするが、薬を広く届けるという点で、ジェネリックには立派な存在意義がある。

私が飲んでいる薬

私もジェネリックの服用者だ。もう10年以上飲み続けている。

1つはベンズブロマロンという名前である。みっともない話だが、暴飲暴食を繰り返していた30代後半、痛風の発作を起こしてしまった。ちょうど仕事で韓国に駐在している時のことだった。ふつう足の指の付け根あたりが腫れることが多いのだが、私は足首が腫れ上がり、足の甲もパンパンに膨れた。

知り合いの医師を頼ってソウルの大学病院に行った。最初は虫刺されではないかと軟膏を塗ってもらったが効き目がなく、その後、どうやら痛風と分かった。数日で自然に治まったが、その後も時々発作が起きた。いったん腫れ上がるとなかなか引かない。しかも痛みが強い。しかたがなく先生のアドバイスに従って、薬を飲み始めた。

ベンズブロマロンは、発作の原因となる血液中の尿酸値を抑える働きがある。以前は、ユリノームという先発薬を使っていたが薬剤師さんに勧められ、乗り換えた。

痛風といえば、酒がつきものだ。たしかに発作を起こした時は、日常的に酒を飲んでいたが、今ではほとんど飲んでいない。しかし、薬の服用をやめた途端に、尿酸値が高くなり、発作の危険が出てくるので、いまのところ続けている。

なかなかやめられない

もう1つの薬はアトルバスタチンという名前だ。これも先発薬はリピトールという薬だった。血液内のコレステロールを減らす。私の場合、この数値が年齢とともに上がりはじめた。このまま放置すると血管に問題が出る可能性があると医師に言われて飲み始めた。

それから4年ほどになるが、飲んでいる限り数値は低く抑えられている。しかし、サボっているとたちまちコレステロール値が悪くなる。私はもう60歳を超えている。友人の中にも、血管にコレステロールがたまって引き起こされる病気にかかる人が少なくない。同僚の1人は、水泳中に狭心症の発作で急死したが、亡くなった後、コレステロール値が異常に高かったと聞いた。
そんなこんなで、やめたいと思いつつ、毎日昼食を取った後に、ベンズブロマロンと合わせて1錠ずつの計2錠をまとめて飲んでいる。時々、血液検査を受けて医師に見てもらうと、「しっかり飲んでいるようですね。数字が安定しています。安心してください」などと言われる。とはいえ、あくまで薬で安定させているだけであり、複雑な気持ちにもなる。いつもこの2つを出してくれる薬剤師さんは、「最近品不足が続いているので、同じものをいつまで出せるでしょうかね」と不安そうな表情を見せた。

価格の違いは1日分58円

私の服用している薬の価格はどうなっているのだろうか。いつもは気にしていないが、調べてみた。というか薬剤師さんにお願いして教えてもらった。薬価は定期的に見直されるため、以下はあくまで2022年3月の数字である。

先発品の価格
ユリノーム錠50㎎の薬価　15・30円

リピトール10㎎　72・80円
1日分合計　88・10円

ジェネリックの価格
ベンズブロマロン50㎎「杏林」　5・90円
アトルバスタチン10㎎「DSEP」　24・20円
1日分　合計　30・10円

複雑な計算は省くが、この価格にさまざまな点数がつけられて再計算され、患者に請求される。ジェネリック薬を使うと薬局には調剤料が上乗せされる仕組みになっている。私の場合、健康保険によって医療費の3割を負担するため、30日分にまとめると540円安くなる。

大きな金額というわけではないが、長年積み重なればまとまった額となる。もしあなたがジェネリックを飲んでいるのなら、ぜひどのくらい安くなっているのか、薬局に聞いてみてほしい。きっと詳しく教えてくれるはずだ。

日本人は薬好き

日本は、世界有数の薬服用大国だ。ＯＥＣＤの調査によると、１人当たりの薬剤費支出総額はアメリカが突出して多いが、日本もトップクラスだ。

特に目立つのは、高齢者が薬に依存気味なことだ。１日５、６種類を飲む人もざらだ。忘れないように、小分けされた小さな箱に錠剤を入れて、順番に手の上に載せて水と一緒に流し込むシーンをよく見かける。

厚労省の調査では、75歳以上の40・7％が5種類以上の薬を処方されており、7種類以上の処方があった人も24・2％だった（２０２０年度社会医療診療別統計［院外処方］）。前年は23・9％だったので、毎年じわじわと増えている。

病院やクリニックに行って、たくさんの薬を処方されると、思わずほっとしないだろうか。これをきちんと飲みさえすれば、体が元に戻るような気がする。

ただ私のような生活習慣病の場合、発作が抑えられるだけで、状態が根本的に改善されるわけでない。事実、10年間飲んでいるが、服薬だけでは治らなかった。むしろ、腎臓に関する数値が悪くなった。長年薬を飲んでいるせいではないかと思っている。

私の友人の中には劇的に痩せて、薬を飲まずに済むようになった人もいる。私もジム通いは欠かさないが、なかなか体質改善はできていない。

化学生成物である薬を毎日大量に服用することは、思いがけない副作用を起こす可能性がある。よくない飲み合わせだってあるに違いない。

高齢者への警鐘

厚労省は、複数の薬の飲み合わせがもたらす危険に警鐘を鳴らすため2019年、「高齢者の医薬品適正使用の指針」を発表している。

複数の病院にかかって、そのたびに個別に薬をもらうと、薬同士の飲み合わせが、体に悪影響をもたらす可能性がある。これを多剤服用（ポリファーマシー）と呼ぶ。そのため一般的に服用される薬の中でも、害が予想されるものに注意を呼びかけている。

例えば、ふらつき・転倒を起こしやすい薬として、こんな名前が挙げられている。

「降圧薬（特に中枢性降圧薬、α遮断薬、β遮断薬）、睡眠薬、抗不安薬、抗うつ薬、てんかん治療薬、抗精神病薬（フェノチアジン系）、パーキンソン病治療薬（抗コリン薬）、抗ヒスタミン薬（H2受容体拮抗薬含む）、メマンチン」

こう聞いても、自分が飲んでいる薬なのか、すぐ分かる人は多くあるまい。私を含め、大抵の人は、薬を処方してもらったら、薬局で簡単な説明を聞いて、そのまま飲んでしまうはずだ。患者が自分だけで気がつくのはかなり難しいだろう。

このため、厚労省の指針も、治療に当たる関係者同士の協力や、患者やその家族との十分な意思疎通、さらには、看護師らが患者の様子の変化に注意するよう呼びかけている。

当たり前だが、減らせるものなら、薬を減らすことが大切ということだ。

医療費削減の切り札

日本では高齢者が毎日数多くの薬を口にしている。あなたも心当たりがあるに違いない。薬の値段は、薬局から処方してもらえばかなり安くなる。保険料と公費から賄われ、自己負担の増加は一部分にとどまる。だからいろいろな種類をいっぺんに数多くもらうと、まるで得したかのような気分になる。

むしろ、医師に「不安なのでたくさんお願いします」などと言って、余計にもらったりしないだろうか。90を超えた私の父親は、前立腺などの病気で何年も病院通いしてため込んだ薬を、円筒形の容器に保管し暇さえあれば手で触っていた。薬が多ければ多いほど安心できるようだった。あまり好ましくないことだが、同じように薬を残して、ため込んで

国民医療費の推移

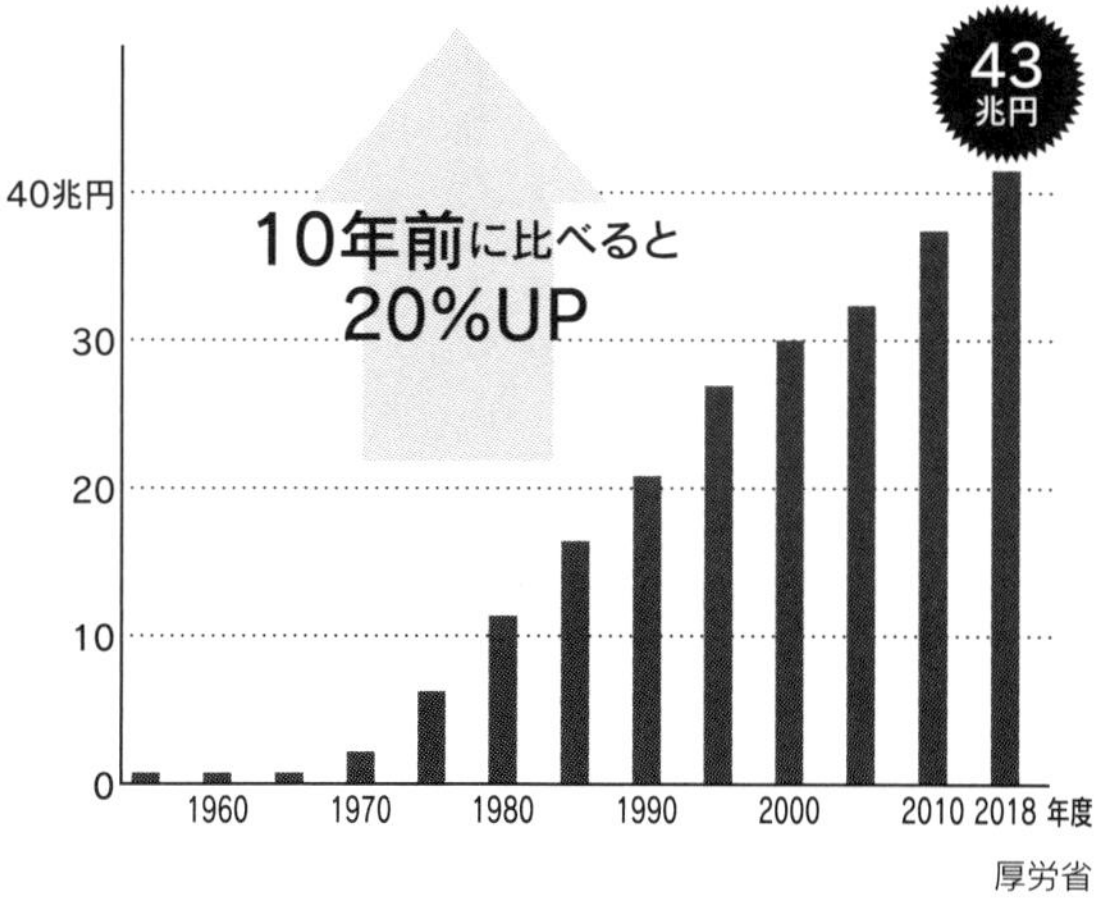

いる人は少なくないだろう。

今後高齢化が進展し、いわゆる団塊の世代が2022年には後期高齢者である75歳以上となる。75歳以上になると、1人当たりの医療や介護の費用が急増する。

厚労省が公表した2019年度の「国民医療費の概況」で年齢別に1人当たりの国民医療費を見てみると、当然ながら年齢が高くなるほど医療費がかかる。65歳未満では19万1900円なのに、65歳以上では75万4200円に跳ね上がっている。病気も慢性化し、なかなか治りにくいからだろう。

こうした点を踏まえて、厚労省によって後発品の使用促進、重複投薬・重複受診の廃止、入院期間の短縮、軽微な症状による受診を減らすなどが進められ、医療費の適正化が図られてきている。

ロードマップ作りで普及8割目指す

日本の政府が、価格の安いジェネリック薬品に注目したのも、当然かもしれない。経済財政諮問会議が定めた「骨太の方針2007」には、後発品の使用促進について2012年度までに数量シェア30％以上と、初めて数値目標が盛り込まれた。しかしなかなかシェアは拡大しなかった。ジェネリック薬への理解が進んでいなかったためだ。

そして、政府は2013年4月に「後発医薬品のさらなる使用促進のためのロードマップ」を作った。患者や医療関係者が安心して後発医薬品を使用することができるよう、6つの取り組みを発表した。

1、安定供給
2、品質確保
3、後発医薬品メーカーによる情報提供
4、使用促進に係る環境整備

政府の後発医薬品普及目標の推移と主な使用促進策

年	内容
2007	経済財政改革の基本方針2007（骨太の方針）
	「2012年度までに数量シェア30%以上（旧指標）」
2008	処方箋様式の見直し
	後発医薬品調剤体制加算の導入
2010	後発医薬品使用体制加算の導入
2012	一般名処方加算の導入
2013	後発医薬品のさらなる使用促進のためのロードマップ
	「2018年3月までに数量シェア60%以上（新指標）」
2015	経済財政運営と改革の基本方針2015
	「2020年度末までの早い時期に数量シェア80%以上（新指標）」
2016	外来後発医薬品使用体制加算の導入
2017	経済財政運営と改革の基本方針2017
	「2020年9月までに数量シェア80%以上（新指標）」
2021	閣議決定　2023年度末までにすべての都道府県で80%以上

5、医療保険制度上の事項
6、ロードマップの実施状況のモニタリング

そして、2015年6月の閣議決定で、2017年に70%以上とするとともに、2020年度まで80%以上とするという新たな目標が定められた。

目標達成を早めようとさらに2017年6月の閣議決定では、「2020年9月までに、後発医薬品の数量シェアを80%とし、できる限り早期に達成できるよう、さらなる使用促進策を検討する」となった。目標が引き上げられ、それに向かってアメとムチの政策が用意されていく。

さらに2021年6月の閣議決定において、

「2023年度末までにすべての都道府県で80%以上」とする新たな目標が定められた。「後発医薬品の品質及び安定供給の信頼性確保を図りつつ」との但し書きがあるものの、しゃにむに8割普及に突き進む様子が浮かんでくる。これが結果的に、後述する製薬過程での事故を招き、供給の混乱を起こしたと思えてしかたない。

広がる混乱　患者は「生きていけない」

とりあえず、品不足はどんな状況なのだろう。

コロナ禍もあり、全国を直接歩き回ることが難しいので、それぞれの地方での報道を調べてみた。

北海道のテレビ局、HBCが2021年12月10日に放送した「もんすけ調査隊」という番組で、品不足が取り上げられていた。視聴者から問い合わせが相次いでいるという。

番組は、患者の女性と対面している薬剤師さんが「すみません、たびたびなのですが薬が入ってこないのです。変更が2点あります」と薬の切り替えについて理解を求めるシーンから始まる。患者さんは事情が飲み込めない様子だった。

薬局チェーンの店長、Hさん（男性）は、「私は薬剤師になって10年ぐらいですが、ここまでひどいのは初めてです」。すでに薬の20％くらいは入ってこないため、別の薬に切り替えていると語っている。品物不足は1年前に始まった。メーカーを変えれば、薬の成分や色が微妙に違ってくるので、患者も戸惑ってしまう。

2年前から血中のコレステロールを下げる薬を飲んでいるという年配のUさんは、「金銭的には高い薬ではないんですが、僕ら病気の人は（こんな状態が続けば）生きていけないと思うよ」と話していたのが印象的だった。

やむを得ず2〜3回薬を替えた人も

2022年2月1日には、大阪MBS毎日放送がこの問題を取り上げている。番組には薬局で薬剤師さんに相談する、Hさん（74）が出てくる。

帽子にマスク姿のHさんは心臓疾患のため、20年前から薬を飲み続けているという。「薬が入らないと言われたので、別のメーカーにしました。もう（替えたのは）2〜3回になりますね」と諦めた表情で語っていた。心臓の薬は直接自分の命につながるだけに、不安は当然だろう。

一転して、テレビカメラは神戸市にある調剤薬局に入って行く。調剤薬局とは、医師が発行した処方箋をもとに薬剤師が薬を調剤し、患者に薬とその薬の適正使用に関する情報を口頭や書類で説明する薬局だ。市販薬だけを売っている薬局と違い、店の奥の方に調剤室があり、医薬品の入った棚が壁全体に並んでいる。

棚の間をキビキビと動き回る薬剤師さんの様子が映し出された。マスクに白衣のFさんは「10個頼んだら3品目くらいは欠品連絡がきます」。その内訳について、「ぜんそくや骨粗鬆症《そしょう》、てんかんの薬であったりします。欠かせない薬だと思うので心配です」

確かにそうだ。薬で治せ、効果が同じ安い薬を使えと旗を振りながら、その薬がないというのはなんとも納得がいかない事態である。

薬局内の棚に、「品切れになったら、〇〇〇（別メーカーの名前）に切り替える」などと張り紙がされているシーンがある。調剤していて、品切れに気がついたら、すぐに対応するための準備だろう。

これらの映像は、動画サイトのユーチューブにアップされており、自由に見ることができるので、関心のある人は探してほしい。

ジェネリック普及は沖縄が全国1位

政府はジェネリック医薬品の普及を進めているが、中でも沖縄、岩手、鹿児島の3県が高い使用割合を示している。

沖縄の後発薬の使用割合は2021年10月時点で90％近くに上り、全国一だ。厚労省にとっても、沖縄は孝行者として映っているようだ。2012年に先進事例として報告書をまとめている。

その内容を読むと、医師が積極的にジェネリック医薬品を処方していること、ジェネリック医薬品への変更不可という条件をつけている処方箋が少ないことを挙げている。

医師がたとえ先発薬を処方するよう指示していても、薬剤師が患者と相談してジェネリックに切り替えることは許されている。ただ医師が「変更不可」と指示すれば、できなくなる。そういう指定が沖縄では、あまりないということのようだ。

沖縄ではジェネリック医薬品の使用はおよそ10年前から始まっており、テレビCMによる効果もあって、患者のジェネリックに対する認知度は高い。薬局薬剤師による「地道な努力があった」（報告書）とも評価している。

最も低いのは徳島で約7割。後発薬の安全性への不安が残っていると分析されている。その地域の医療関係者の対応によって、普及度に違いが出ているようだ。

都道府県支部別ジェネリック医薬品使用状況

（数量ベース・新指標）　令和2年3月診療分

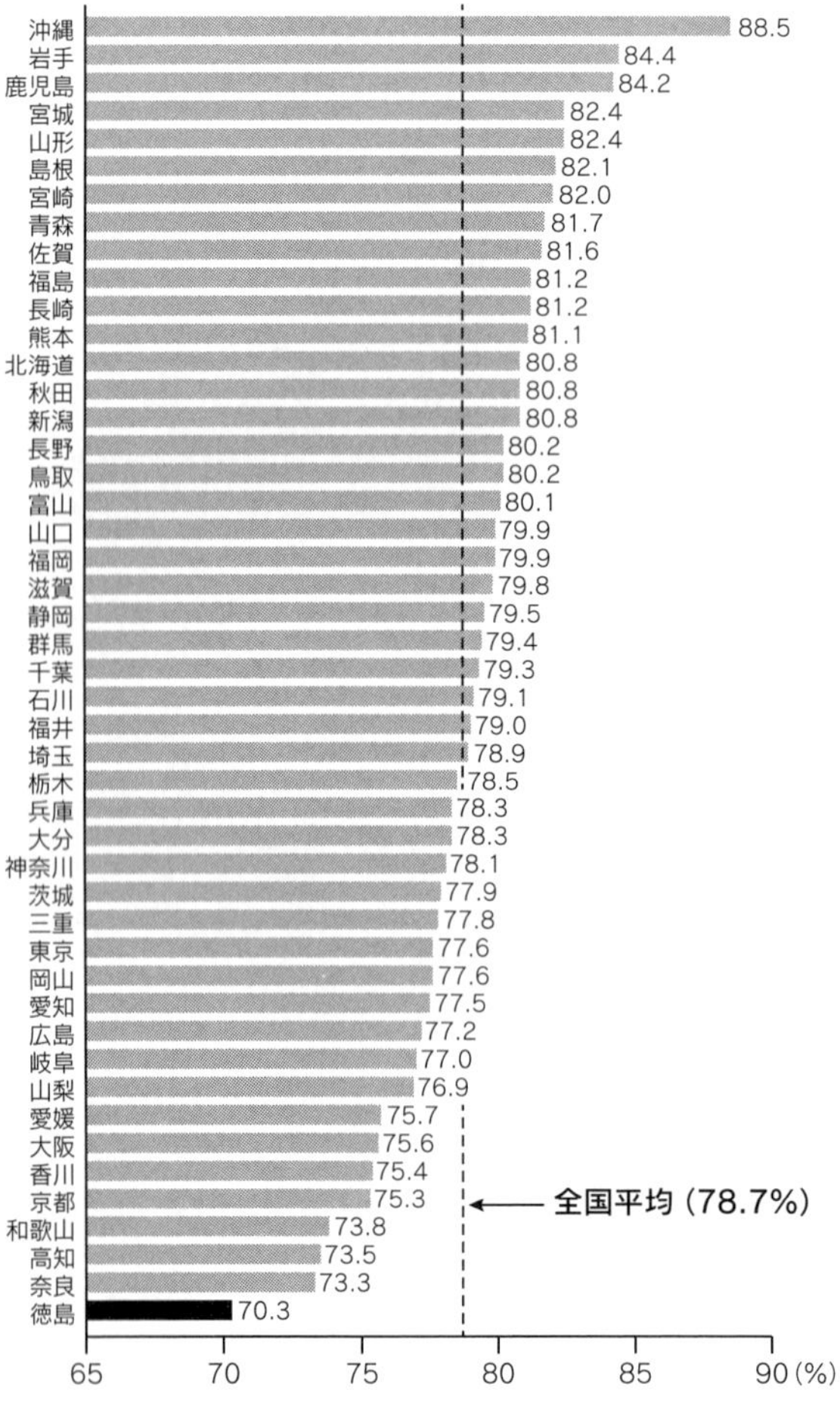

協会けんぽ

孝行県、沖縄で起きていること

そのジェネリック孝行県、沖縄でも品不足は起きている。

それを地元紙が細かく伝えている。2022年2月20日付の琉球《りゅうきゅう》新報だ。

「昨年以降、過去にないほど供給が不足し、医薬品卸会社、医師、薬剤師が連携し、治療方針や薬の変更による『綱渡り状態』（薬剤師）で窮状をしのいでいる。

普段使っている薬が手に入らないことや、同じ薬効で他の薬への変更をすることで自己負担額が増加する可能性もあり、薬剤師らは、県民に理解と協力を求めている」

皮肉にも、普及率が高かったことが裏目に出ているのだ。

現在不足している具体的な薬は、「リウマチの薬やアトピーなどの抗アレルギー薬、血圧を下げる降圧剤など」（同紙）だ。

県内のある薬剤師は22年1月以降、薬の不足が、いっそう深刻化していると語った。

「種類によっては、入荷が見込めないものもある。危機的な状況」「治療に支障が出ないように、メーカーの違う薬や同じ薬効の薬を処方するなど努力している。負担が増えることもあるかもしれないが、状況をぜひ理解してほしい」と、同紙に厳しい状況を訴えた。

薬剤師になって初めての事態

ジェネリック普及率が全国平均を上回っている静岡県内でも混乱が起きている。地元の静岡新聞（2021年3月5日）が詳しく伝えているので紹介しよう。品薄は抗アレルギー薬や抗てんかん薬、降圧薬など多岐にわたっている。

「『これほど手に入らないのは、薬剤師になって初めてだ』。県薬剤師会の石川幸伸会長（66）は、品薄の現状に不安を隠せない。これまでは午前中の注文で午後には届いた医薬品も、出荷調整で月1回しか入ってこない物もある」

記事によれば静岡市内に5店舗を構えるある薬局は、患者のデータから通院時期や使用量を予測して事前に薬を発注する体制を取った。間に合わない場合、不足分は後日患者に渡し、緊急に必要な薬は店舗間で融通するという。

薬局には、いまや予知能力が必要なようだ。医療機関も代替薬を処方したり、1回の処方量を減らしたりと、供給状態を見ながらの対応が続いている。

まさにここも、沖縄に負けない「綱渡り」である。

同紙によれば同市駿河《するが》区ある内科医院の院長は「薬を変えて血圧に乱れが出ている患者もいる」と話している。代替薬を使っても、ほとんどの場合問題は起きていないが、後発薬と先発薬の微妙な成分含有量や添加物の違い、心理的な要因などによって患者の症状が変わる場合がある。

骨粗鬆症《こつそしょうしょう》の治療薬「エルデカルシトール」

報道には、不足をきたして混乱を招いている薬の名前も数多く登場する。その1つに治療薬「エルデカルシトール」がある。この本を読んでいるあなたが、年配の女性ならひょっとしてこの薬を飲んでいるかもしれない。1度、薬の名前を確認してはいかがだろう。

これはカルシウムの吸収を助け、骨を丈夫にする効果がある薬で、骨密度が低く骨折しやすくなっている患者は毎日服用する必要がある。調剤薬局ならほぼ毎日、患者に渡しているポピュラーな薬である。

2021年12月10日のNHKの「首都圏ネットワーク」に、骨粗鬆症を患う、ある80代の女性が登場した。彼女は夫とともに2年前から「エルデカルシトール」を毎日服用してきた。しかし、薬局の在庫が不足したため、代わりに処方されたのは薬価の高い先発薬だった。治療を止めるわけにもいかず、3カ月のあいだ先発薬に切り替えた結果、約300

0円の負担増になったと語っている。

特許訴訟で、混乱に拍車

エルデカルシトールの元の薬は、製薬大手の中外製薬が「エディロール」という名前で開発したものだ。それをジェネリックメーカーの沢井製薬（大阪市）、日医工（富山市）が製品化した。ところが中外製薬と、ジェネリックメーカーの間で特許権侵害訴訟に発展。これも品薄の1つの原因となった。ジェネリックは「特許が切れた」薬を、別のメーカーが製造することだと説明したが、訴訟に発展するとはいったいどうしてなのか。じつは薬にはさまざまな特許（注）が絡んでいる。

中外製薬は、沢井製薬などに対し同社が主張する「特許」に含まれる結晶形の生産、使用の差止、廃棄、ならびに損害賠償を求め、21年2月に東京地裁に訴訟を提起していた。

この訴訟については1年後の2022年2月、東京地裁が中外製薬の請求を棄却する判決を言い渡した。

この判決を受けて沢井製薬は、特許の侵害はなかったと認定されたとして「本製品の製造販売の継続に何ら問題が生じることはない。今後も、知的財産権を尊重した上で、患者ならびに医療関係者の方々が安心して本製品を使用いただけるよう取り組みたい」とのコメントを発表している。

（注）医薬品の特許には物質特許、製法特許、用途特許、製剤特許がある。特許の存続期間は基本的に出願から20年。

供給混乱は先発薬にも影響

ジェネリックメーカーの団体である、日本ジェネリック製薬協会（東京都中央区、略称GE薬協）によれば、ジェネリック薬の生産が混乱し品不足になっても、先発薬を含め、代替薬はなんとか見つかるものだという。

ただ、簡単に薬を変えられないケースもある。

製薬大手の協和キリン（東京都千代田区）は2020年の暮れ、抗てんかん剤「デパケン細粒20%、同40%」（一般名＝バルプロ酸ナトリウム）の出荷調整を発表した。

同剤にはジェネリック薬があるが、小林化工というメーカーが起こした不祥事のあおりで、一時出荷停止となった。その余波で先発薬のデパケンも出荷調整に追い込まれた。

抗てんかん剤の場合、別の薬に切り替えることは難しいという。それは薬を切り替えた場合、血中濃度の変化が起きて、発作の再発や副作用をもたらす恐れがあるためだ。

流通の混乱を受けて、日本てんかん学会は、てんかん診療に関わる国内の医療関係者に向けて、事態の改善を求め、薬剤の切り替えを慎重に行うよう呼びかけた。

厚労省も2021年12月、カルバマゼピン製剤及びバルプロ酸ナトリウム製剤によって発作が抑制されている患者には、最大限この薬の供給を続けてほしいとの通達を全国の都道府県に出している。

薬剤師有志が、不足薬のデータベース構築

医薬品の安定供給体制が揺らぐ中、各製薬企業が個別に発表している情報をまとめたウェブサイトが登場した。

「医療用医薬品供給状況データベース」という名前だ。この名前を検索エンジンにかければ、探すことができる。

2021年9月上旬からスタートした。1人の薬局薬剤師がツイッター上での呼びかけたところ、これに賛同した20数人の有志が集まり、開設にこぎつけた。その中には調剤薬局の薬剤師、病院薬剤部で勤務する人などもいる。

情報収集には、さまざまな困難があった。例えば医薬品の出荷調整に関する情報の公開

方法は、製薬企業によってまちまちだ。このため、自分たちで出荷調整、出荷停止、販売中止、措置解除の情報を拾い上げて、手入力で記録している。

出荷調整や販売中止の告知といっても、会社によって表現が微妙に違うことにも気がついた。例えば、

●在庫がなくなり次第、一時出荷を停止

●出荷調整を実施させていただき、その後出荷を一時停止

●新規医療機関での採用をお控えいただき……

●出荷を見合わせていただき……

●安定供給が困難となり……

●販売中止後、出荷調整とさせていただき……

●販売休止のため……

●在庫消尽のため、販売終了

結局、出荷をしているのか、完全に出荷停止中なのか、一部にだけ出荷しているのか判別できない。医薬品の成分表記を巡っても、不統一な面がある。これでは、薬局や薬剤師が混乱するはずだ。

とりあえず私が実際飲んでいる「アトルバスタチン」をこのデータベースに入力してみた。

すると「アトルバスタチン錠5㎎　杏林　PTP100錠　杏林製薬　生産調整」と出てきた。

情報は刻々と更新されるため、最新のものかはメーカーに問い合わせるなどの必要がある。でもこれを見る限り、品物はあるようだ。

このサイトにはさまざまな人から感謝の言葉が寄せられている。調剤薬局の薬剤師、病院薬剤部に勤務する人からが多い。ある病院は、出荷調整の現状をこのサイトで確認してから処方する薬を決めているという。

クリニックの医師からは出荷調整の状況についての相談や、処方変更・代替品についての相談が寄せられる。サイト運営者は関連する学会や、関連業界、医薬品を管轄する厚労省医政局経済課とも連絡を取り合って、アップデートを続けている。

患者が不安を訴える

現在、このサイトでは150社の動向を毎日監視しており、データベースに入力されている医薬品情報の総数は86万件を超えた。キーワード、企業名、日付指定などでの検索も可能だ。

データベースを運営している人たちが、利用者にアンケートを取ったところ、薬不足についてこんな意見が寄せられた。

患者の希望に応えられず、申し訳ない気持ちを持っている人が多いようだ。

●薬の手配のメドが立たず、患者さまを非常に長く待たせてしまった。

●メーカー変更によって薬の見た目が変わることで、認知症や精神疾患の患者さんが不安を訴えることがあった。

●自分の薬局には入荷する気配が一向になく、患者さまに処方箋を返却して病院の門前の（規模の大きい）薬局まで戻ってもらっている。

●薬が手に入らず新規患者のみならず、既存患者ですら断らざるをえない状況にまで追い込まれている。

医薬品の流通混乱が、業務の増加をもたらし、現場の薬剤師を追い込んでいるのは間違いない。さらにこんな回答もある。

逃げ出したい、一日中不安

●一日中、薬が確保できるのか心配している。
●処方日数分の薬をすべて渡すことができないことが増え、配達や郵送対応業務が増加した。
●処方そのものを変更してもらう案件が激増した。
●代替薬への変更を医師に相談する作業に時間を取られる。また、相談しても理解がなく変更を許可してもらえない。
●とにかく手に入るものを入庫しているため、さまざまなメーカーの薬が増え、在庫過剰となり在庫金額が増加した。
●卸への問い合わせ、他店舗との調整、収納場所の圧迫など不安ごとが増えた。
●患者への説明・謝罪、卸への在庫確認、医師への疑義照会（注）などによって精神的に疲弊してきた。
●出荷調整により薬が手に入らないため、先発品を使用せざるを得なくなり後発品の使用率が下がり加算がとれず、経営を圧迫している。
●在庫がないという理由で調剤拒否はできないが、せざるをえない状況となってしまっている。

●不足した分の残りの薬をいつ渡せるか分からないため、(自分たちの)信用と評判がガタ落ちしている。

「極めて疲弊している」「仕事から逃げ出したい」という回答もあった。

ジェネリック薬の検索機能を持ったサイトの構築は、日本ジェネリック製薬協会が取り組んでいるが、国レベルではまだ行われていない。日々更新される情報を拾い出すのは、大変な手間だろう。医療用医薬品供給状況データベースの運営者である30代の薬剤師は私の問い合わせに対して、「誰が悪い、ではなく何が悪いのか、どうしたらよいのかを考えるべきです。お互いの情報のリアルタイム共有が重要です」と語った。

(注)処方箋中に疑わしい点(疑義)がある場合、発行した医師等に問い合わせて確かめること。薬剤師法第24条に書かれている。

増産体制に限界も

品不足状態に、後発薬メーカー各社は増産体制を急いでいる。しかし、ジェネリック薬メーカーは、複数の製品を少量多品種で作っている。このため同じ製造ラインを使って別の薬を製造する場合には、他の成分が混入しないように念入りに洗浄する必要がある。

工場や製造ラインの増設を計画するメーカーもあるが、実際に稼働するまでには製造工程の検証や許可の手続きなど、相当な時間が必要になる。タイトな年間スケジュールで多品種を製造しているため、当初のスケジュールを変えて特定の製品を増産すると、他の製品が生産できず、たちまち品不足になり、悪循環が起きてしまう。

それでは各社で分担して、生産調整すればいいと思うかもしれない。例えばA社がB社に頼んで、半年間ある薬を増産してもらい、その後、生産ラインを増強したA社が、その薬を増産し、B社には通常の体制に戻ってもらうという具合だ。

企業同士の自由な競争を妨いではならないが、薬は一種の社会インフラだ。特例として認められるのではないだろうか。特に、ここ数年の供給混乱は、人びとの健康に直接打撃となりかねない。

ところが実際は難しい。それは公正取引委員会が、事業者間で生産を振り分けることや、価格を調整することについて、「独占禁止法上の不当な取引制限に抵触する可能性がある」としているからだ。納得しにくいが医薬品だけを例外扱いにはしていない。

あくまで個々のメーカーが判断して、生産や出荷を行うことがルールになっている。こういう基本原則がある限り、メーカー側も慎重になるだろう。

安いはずのジェネリックで高値談合の過去

ジェネリック医薬品メーカーが、公正取引委員会に摘発された前例もある。

卸価格を巡りカルテルを結んだ疑いがあるとして、公取は、独占禁止法違反（不当な取引制限）容疑で医薬品メーカーの日本ケミファ（東京都千代田区）、コーアイセイ（山形市）の2社に立ち入り検査を行った。ジェネリック医薬品の取引のみを対象にした立ち入り検査は初めてだった。

この2社は2018年ごろ、腎臓病患者向けのジェネリック医薬品「炭酸ランタンOD錠」について、卸売業者に納入する卸価格を不当に申し合わせていた疑いを持たれた（朝日新聞、2019年1月22日）。

価格競争が起きないようにして値崩れを防ぐ目的だったようだ。公取委幹部はこの時、「薬の価格を下げるためのジェネリックで、逆に高値を維持しようとしていたなら悪質だ」と同紙に語っている。もともとジェネリックは安価な薬で利ざやが出ない。薄利多売のビジネスだが、できるだけ値段を高く設定し、利益をあげたいと考えたのかもしれない。

公取が医薬品メーカーを摘発するケースは多くないが、医薬品を病院や薬局などに届ける卸業者に関しては、談合が繰り返し摘発されている。

主な舞台は国公立病院だ。

卸業者は民間病院からは価格を下げるように厳しく迫られ、経営を圧迫される。しかし、国公立病院は予算に余裕があるため、値下げ圧力はさほどではない。このため、卸業者が価格を談合して、利益を分け合う慣行が続いていたという。

2021年には、独立行政法人国立病院機構が九州ブロックで発注する医薬品の入札を巡る談合が摘発された。公取の立ち入り検査を受けた九州の卸会社の男性社員は25年の営業歴を持つベテランだった。九州の約20の病院を担当したが、「(入社してからの)最初の指導は談合の仕方だった。一生忘れない。長年にわたり、ほとんどの病院で談合があった」と西日本新聞の取材に語っている。

9割強の薬局に影響

約7000人が加盟する東京都薬剤師会(東京・千代田区)によると、後発薬の供給不足が本格化したのは2021年の4月ごろからだった。

それまで注文の翌日には入荷していたが、その後は1～2週間かかるようになった。実態を調べようと同会はこの年の6月に調査を行った。その結果、都内約1500の薬局のうち「納品が滞り、調剤業務に影響が出る場合がある」との回答が65％あった。この調査では「希望した後発医薬品が、発注数通り納品されている」との答えは16％にとどまった。同じ年の8月に行った調査では、「発注通り納品されている」との答えは6％弱と半分以下に減り、9割以上の薬局が影響を受けていた。

滞っている品物の数も、6月調査では4品目以上が64％だったのに比べ、8月には91％に急増していた。具体的な欠品数で最も多かったのは10～19品目で、これは6月と8月の調査でもほぼ同じ数字だった。これだけの医薬品について、薬剤師はあちこちに問い合わせ、在庫を確認し、患者に説明するといった手間に追われていることになる。

またジェネリック薬では、複数の会社が同じ成分の薬を出しているが、供給が安定しないので、調剤できず患者に渡していないとの回答もあった。ジェネリック薬離れを起こしかねない状況だ。

気になるのは患者の反応だ。2回の調査とも「対象の医薬品が入手できないと説明し、納得してもらった」「医薬品の変更についても同意してもらった」という答えが多く、患者からの不満は多くはないようだが、一部には後発医薬品そのものや、後発医薬品を勧めた薬剤師への不満を訴える患者もいたという。

「予想していた混乱だ」と東京都薬剤師会会長

この調査を行った東京都薬剤師会の永田泰造《たいぞう》会長を訪ねて、現場の混乱について話を聞いた。永田会長は、「品不足になる結果は予想していました」と苦笑いした。

永田会長は覚えていることがある。ジェネリック薬の普及率が70%程度だった頃、メーカーの担当者が「普及率を80%に引き上げるには、年間1000億錠程度が必要になるが、800億錠が限界」と語っていたことだ。しかし、医療費削減を進める政府側が押し切ったという。

物を作るということは、どんなに厳密な制度管理をやっていても、一定の割合でエラーが発生する。電気製品、車も例外ではない。しかし、「普及率を上げることを急いだあまり、供給体制を維持するために品質保証のどこかをうまく端折《はしょ》らないといけなくなった。それをメーカー側がやってしまったんです」(永田会長)。

問題を起こしたあるメーカーは当初、自社の倉庫に数カ月分在庫があるので、大丈夫だと薬剤師会側に話していた。ところが、他の薬でも、製造過程で事前の届け出と違う製造方法を取っていたことが相次いで発覚して総点検に追い込まれ、出荷停止のラッシュとなってしまった。

薬品はメーカーから、卸業者に渡され、さらに薬局や病院に販売される。今回のジェネリック薬不足は、卸業者の対応にも問題が少なくない。品不足がひどくなるに従って、大きな病院などの超お得意先を最優先にして、小さな薬局は後回しにする例が相次いだからだ。

永田会長は、繰り返し、薬を患者に渡す薬局や薬剤師の苦しい立場に言及した。

「まずはメーカーが生産能力の向上に取り組み、備蓄があるなら、きちんと配分される体制を確保してほしい。全国6万の薬局の半数が薬剤師1人の1人薬局です。そういった店の方々の購買力は低いですから、問題のしわ寄せを受けている。薬局に対して医薬品を供給するのが、メーカーや卸業者の責務であることを忘れないでほしい」（永田会長）。

さらに厚労省がリーダーシップを取って薬の情報公開をし、供給体制の正常化に努めること、現在あまり公開されていないジェネリック薬の共同開発先、製造委託先の開示も求めた。

現在、先発薬、後発薬に限らず、薬は別会社に委託して製造することが多い。たとえある薬に問題が発覚しても、同じ成分であり、かつ別の工場で製造していることが確認されれば、安心して患者に代替薬として提案することができるからだ。

3000品目以上が不足、厚労省は増産通達を出したが

政府が07年から後発薬の使用促進策を進める中、安定供給を維持することが優先され、監督体制は手薄だった。厚労省は規制のあり方を見直しており、2021年には販売から5年以内に欠品が生じた際の罰則規定を設けた。ただ、安定供給を実現するには、関係業界に対して、行政が強い指導力を発揮するしかない。

厚労省が2021年9月に需給のバランスを調査したところ、一部の製品は、20%以上という大幅な減少になっていた。それらのデータを踏まえ厚労省は同年12月10日、経済課長名で通知を出し、130成分の薬について、出荷調整の解除をメーカーなどに要請した。

この中で厚労省は、「一部の企業が起こした問題がきっかけとなり、製品の供給を継続するための出荷調整が広範に実施されている」と説明。その数は「全体として3000品目以上」に及んでおり、医療機関や薬局で、必要な量の医薬品の入手が難しくなっている

と指摘していた。

厚労省はさらに2022年1月25日にも2回目となる通知を出し、医療機関、薬局に従来の購入量の110%以内を目安に発注することなどを求めた。過度に発注し、市場に混乱を起こさないよう要請するものだった。

2年では解決しない

後発薬の供給不足は、在庫切れを恐れる薬局・医療機関の発注増や、メーカーの過度な出荷抑制が一因になっている。出荷を始めると受注が殺到し、処理しきれなくなる。それならしばらく様子をみようという「模様眺め」が起きているというのだ。

前述したように、各メーカーが使う「出荷調整」という言葉も、決まった定義がなく、問題を複雑にしている。

業界団体である日本ジェネリック薬品協会はアクションプログラムを作って、安定供給への取り組みを始めている。供給不安の解消には2年程度かかるとの見通しが多いが、各社がヨコの連絡のないままバラバラに取り組む増産体制は、別の品不足を招く可能性もあり、「2年では収まらない」(業界団体幹部)との声もある。

メーカー側の努力だけでは限界がある。全国で何の薬がどれくらい足りていないか定量的に把握し、解消の見込みはいつなのか、国が増産体制など現状を把握した上で、現場の医療機関などに情報を公開するべきだろう。

ここまで薬不足の現状を詳細に見てきたが、次章ではその引き金になった事件について筆を進めたい。

2章　薬不足を招いた重大事件

目の前が突然真っ白に

岐阜県高山市に住む50代の女性は、２０２０年11月19日の朝、いつもの薬1錠を服用した。そして午後2時ごろ、仕事先から車に乗って自宅に向かった。青信号を確認して交差点を直進しようとしたところ、「目の前と頭の中が、いきなり真っ白」になった。

車はそのまま歩道に突っ込み、タイヤが外れた。そこまではかすかに覚えていた。病院で手当てを受けたが、その時の記憶はなくなっていた。

意識が戻ったあと財布の中に見覚えのない総合病院の診察券があることに気がつき、夫に理由を尋ねて、ようやく自分の事故のことを思い出したという（中日新聞、２０２０年12月18日）。女性は、皮膚病を治すため、以前から同じ薬を飲んでいた。事故の原因がその薬だと分かって車と薬が怖くなり、満足に眠れない日が続いたという。

アトピー性皮膚炎の治療のため、薬を飲んだ配送業の30代の男性は、仕事中にトンネル内で突然、意識を失った。車はセンターラインに乗り上げ、ようやく止まった。事故後も、もうろうとしたまま仕事を続けた。本人は事故当時のことをよく思い出せなかった。

別の30歳の女性は、顔の湿疹を治療するため近くのクリニックを受診し、薬を処方されていた。朝、それを2錠飲んで5歳と2歳の子どもを保育園に連れて行く準備を始めた。

その30分後、異変が起きた。足がふらつき、自宅の廊下で倒れてしまったのだ。意識が遠ざかる中、5歳の長女が懸命に体を揺すった。「保育園に行かなくていいの?」と呼びかけられたが、そこで記憶は途切れた。

意識を取り戻したのは、病院のベッドの上だった。

この女性はたまたまハンドルを握る前に症状が現れたが、もし運転中に意識を失っていたら、家族3人の命は極めて危険な状態に陥っていただろう。

いちばん安心できるはずが……怖い

危うく交通事故を免れた30歳の女性の生の声が、朝日新聞の記事(2020年12月18日)とともに同新聞のサイトで公開されている。薬を飲んだのは12月2日だと説明しているので、事故からまだ2週間ほどしかたっていない。リモートインタビューで顔は隠されているが、当時の混乱した様子が、言葉のはしばしから伝わってくる。

「午前8時過ぎぐらいかなと思うんですけど。おかしくなったんですね。

2階に行く時に、こう足がなんか上がらなくって、階段の段に自分の足をぶつけてしまうみたいなことがあって。あと何もない廊下で、崩れこむように倒れて。

次に記憶があるのが、上の子が「『ママ保育園行かなくていいの』って、私の体を揺すって言ってきたので、それであれ、おかしいなと思って、さすがに。近くに母が住んでいるんです。母に電話して、またそこの記憶がないんですけど、母が来て、子供達を保育園に連れて行ってくれたらしい。

そして私を病院に連れてってくれたんですけど、なんか私、母が来た記憶もないので、ただあの、気を失って倒れてたっていうよりは、私は普通に家事をこなしていたそうです。記憶にありません」

信頼していたのに許せない

「(入院した) 次の日の朝起きて、『ここはどこだって』(言った)。朝になって、退院したんですけど、退院してから2、3日後ぐらいから、ようやくだんだん断片的に記憶がよみがえったんです。

(病院の) 処置室みたいなところで、点滴してもらっていたことも全く覚えていません。なんか、生きててよかったな、みたいな感じ。

ちょっと自分は死んじゃったのかもしれないとかって思ったり。なんか分からないじゃないですか。

記憶がなくなることなんて、今まで全くないから。今だったらその薬のせいでこうなったと分かるんだけど、いろんなことが私にははっきりしてなかったので、何だろう。

やっぱり恐怖ですよね。すごい怖かったですね。

これからどうしていけばいいんだろう、みたいな気持ちが（した）。でもすごく怖いし、なんか怖い。許せないとしか考えられないですよね。だって、病院でもらう薬って一番やっぱり、信頼していた。とにかく、怖い、怖いですね」

最後に怖い怖いと繰り返したのは、幼い子どものいる自分が、突然死のふちまで連れて行かれたことへの割り切れない思いだったに違いない。

犯人は抗菌薬

まるでホラー映画の一場面のようだが、突然倒れ、事故を起こした3人には共通項があった。同じ薬を飲んでいたことだ。その薬が処方されたクリニックから、卸業者、さらに製造元へとたどると、いずれも福井県のあわら市に行き着いた。

福井県の最北端に位置するあわら市には「関西の奥座敷」と呼ばれる「芦原《あわら》温泉」があ

る。金沢市からも近く、人気の観光地だ。

この町には、急成長を続けていたジェネリック医薬品メーカー小林化工があった。県内に多くの工場を持っているほか、東京、大阪、福岡などの大都市に支店を持つ中堅メーカーだった。

同社のホームページには、「安心をつなぐ　信頼をつなぐ　誠実をつなぐ」という社是とともに「私たちは、人々の健康と幸せに貢献するために、企業行動憲章に基づいて行動し、安心・信頼・誠実を追求します」と書かれていた。

その小林化工が製造した抗菌薬で、爪水虫などの治療に使われる「イトラコナゾール錠50　ＭＥＫ」。これが、３人を生死の淵に追いやった「犯人」だった。薄い緑色のアルミ地に、白い錠剤が透明なプラスチックで包装されている。ごくごく普通の薬だ。

この錠剤による副作用の報告は、２０２０年12月に入ってからは１日に数人程度だった。医薬品に副作用に関する報告は付きものだ。小林化工側は、この薬を巡る事態の重大性に、まだ気がついていなかった。

まもなく医療機関から数人ずつのまとまった報告が入りはじめ、広範囲に渡る健康被害が確認された。事態の緊急性から12月４日になって、小林化工はようやく「ＭＥＫ」で

2歳女児を含む患者12人に健康被害があったと発表した。

なぜで抗菌薬を飲んで、強い眠気が起きたのか。その理由は小林化工が、被害が発覚した直後に、日本薬剤師会などに配布した文書に書かれていた。驚くべき内容だった。

「睡眠薬」を1日8錠も、2人が死亡

文書には難しい成分名が書かれているが、そのままの形でお伝えしたい。

「本製剤1錠中にはリルマザホン塩酸塩水和物が5㎎程度含まれ、本製剤を1日4錠服用した場合にはリルマザホン塩酸塩水和物が20㎎となり通常臨床用量の10～20倍に達します。このため、本製剤を服用されている患者さまで、ふらつき、意識消失、転倒、記憶消失、重度の傾眠、意識もうろうなどの精神神経系の症状が発生した場合は、本製剤に混入しているリルマザホン塩酸塩水和物による健康被害が想定されます」

「リルマザホン塩酸塩水和物」は、中枢神経に作用して大脳辺縁系の活動を低下させることにより、不安や緊張を和らげ、睡眠を促す。通常、不眠症の治療や麻酔前に用いられる。かなり効き目の強い睡眠誘導剤だ。

小林化工のホームページによれば、この成分は「高齢者には1回2㎎までとする」と注

意書きが書かれている。通常、睡眠薬や睡眠導入剤は1日1回、2㎎の1錠だけを、寝る前に飲むという。それがなんと、小林化工の薬には1錠当たり5㎎も含まれていた。

例えば通常の2・5倍量の睡眠剤を含む錠剤を、皮膚の治療薬として1回4錠ずつ。1日当たり2回、計8錠も飲んだらどうなるか。1日換算では、なんと通常の量の20倍の睡眠導入剤を飲んだことになる。1日目はふらふらになりながら過ごせても、毎日飲んだら倒れるはずだ。事故が起きるのも当然だ。

混入の原因は、製造販売に関連した承認書とは異なる方法によって薬が製造され、原薬の取り違えが生じていたことだった。

「MEK」を服用した人の被害は、みるみる全国に広がっていった。

この文書が配布された2020年12月6日時点で、63件の健康被害が報告されたが、被害は止まる気配がなかった。70代女性と80代男性の死亡も確認された。

小林化工は、同錠剤が「クラスⅠ」に当たるとして、該当薬の自主回収を始めた。

医薬品の自主回収のクラス分類については、厚労省が3つの基準を設けている。

「重篤な健康被害または死亡の原因になり得る」のがクラスⅠ。今回のケースだ。

その下のクラスⅡは、被害は出ているが、重篤な健康被害の恐れはまず考えられない段階を指す。

クラスⅢとは、その製品と健康被害の因果関係がはっきりしていない状況を示す。クラスⅠは、医薬品被害の中でも最悪のカテゴリーだ。

この薬の服用者が車を運転中に意識を失って起きた交通事故は、20件以上にのぼった。被害は31都道府県364人に広がった。その後、小林化工では国に承認を受けた手順を守らずに薬を製造した違反行為がいくつも確認された。

同社の小林広幸社長は、報道陣の取材に応じ「重大な過失を犯し、責任を痛感している。会社全体で償っていきたい」と頭を下げた。

チャレンジを続けた福井の地元企業

ジェネリック薬の関係者は、「小林化工は、会社ぐるみでずさんな製造を続けた特殊なケース」と口をそろえる。

本当にそうなのだろうか。一般の人が服用する薬に対する安易な姿勢はどこから来たのか。どうしてそのまま見過ごされたのか。他のメーカーには、同じ問題はないのだろうか。

その前に、重大な事故を引き起こした小林化工の歴史をさかのぼってみよう。

同社の前身は、今回の不祥事で退任した小林広幸氏の祖父、政国氏が、製薬業で知られる富山で始めた配置薬業だった。その後、祖父が故郷の福井に戻り、仲間と「福井県製薬会社」という名前の会社を作った。そして戦後間もなく分離独立して「小林製薬所」を始めた。創業当初は回虫や蟯虫《ぎょうちゅう》といった寄生虫の「虫下し薬」を、学校や保健所などに販売していた。その後、一般の薬だけでは限界があるとして、医療用薬への進出を決め、社名を「小林製薬所」から「小林化工」に変更した。

「化工」という聞き慣れない名前にしたのは、すでに小林製薬という会社が存在していたという事情もあったが、化学品全般に関して幅広く事業を展開していきたいという思いも込められていたという。

政国氏は、これから病院が増え、効果が早く出る注射薬が必要になると予測して、注射薬に注力した。一方で、注射をいやがる患者のために座薬にも取り組んだ。経口液剤や軟《なん》膏《こう》剤、クリーム剤といった新しい分野にも積極的に取り組んでいた。

火災ですべてを失った

小林化工は、火災で主力工場や事務所などが全部焼失してしまったことがある。詳しい原因は分からない。1963年生まれの小林広幸前社長が幼稚園児だった頃だというから1960年代後半のことだ。会社の継続は難しいとして、廃業の準備をしていたが、社員からの会社継続を望む声が強かった。

地元の有力企業である小林化工がなくなれば、そのまま仕事を失ってしまう人が多かった。しかし火災を起こしたため、工場の敷地探しは簡単ではなく、1969年に今の本社がある現在のあわら市郊外に移転した。

会社が飛躍するのは、3代目の小林広幸氏が1994年に入社してからだった。小林氏は大学で薬学を学び、金沢大学の研究室を経て、旧住友製薬（現・住友ファーマ）で7年半、MR（注）として東京で営業に従事した経験を持つ。

小林広幸氏は、2015年に『北陸経済研究』という雑誌で、長時間のインタビューに応じている。東京での会社勤めをやめ、家業の小林化工に入った当時のことについて「こちらに戻った時はいろんな面でギャップを感じました」と語っている。

（注）Medical Representatives　略称MR。医薬情報担当者。医学的知識を持った製薬会社の営業販売担当者のこと。デジタル化により、近年削減されている。

シェア確保に大規模投資決断

記事によれば同社に常務として入社したあと、小林化工の当時の年間売上高に匹敵する額、約20億円の工場投資を主張したという。当然この提案に、父の小林喜一社長をはじめ、役員が一斉に反対した。理由は、「それだけ過大な投資をして、投資効果が見込めるのか」ということだった。投資額の大きさを不安視したのだ。

当時すでに、政府は価格の安いジェネリック薬の使用を促進しはじめていた。広幸氏は「製造のキャパシティを右肩上がりで整えていかなければ、いくら政府が旗を振ってジェネリック医薬品の使用促進をしても、わが社はシェアを確保できない」と主張し、さらに付加価値の高い製剤を生み出していけば、市場で一目おかれる存在になれるとも力説した。ジェネリック薬はそのうち宝の山になる。今投資して、拡大を図るべきだということだろう。当時の医薬品メーカーの雰囲気が伝わってくる。

この記事の中で広幸氏は、「積極的に工場投資を続けてきたことがいい決断だったと自負しています」と自信満々に振り返っている。

急成長を実現した3代目社長

小林化工は、広幸氏の読み通り、成長を遂げた。

特に最近10年は、文字通り拡大につぐ拡大だった。2011年に完成した清間《せいま》第1工場をはじめ、13年には総合物流センター、14年には製剤技術総合研究所、16年には清間第2工場も建設した。グループの売上高は13年3月期318億円から、19年3月期は412億円と6年間で約100億円拡大した。2011年の東日本大震災により、東北地方に工場を持っていたジェネリック大手の工場が被災したことも、受注増につながった。

従業員数は14年度の400人から、20年度は796人とほぼ倍増。平均年齢は33歳（18年度）と若い。事業拡大とともに、新入社員を多く採用したことが分かる。

地元あわら市内に持っていた施設は工場など7つに増えた。市内在住の従業員は200人を超えていた。このため、地元の福井県やあわら市の期待は高かった、企業立地促進助成金などとして、これまでに約12億円を補助してきた。

一連の不祥事が発覚したあと、県とあわら市は「違法操業を隠して補助金を受けていた」とし返還を命令した。同社はこれに応じている。

強力なトップダウン経営を自慢

前出の雑誌記事で広幸氏はこんな発言をしていた。「最近は大企業の不祥事が次々と明らかになってきていますが、社長から見てどのように感じられますか」と質問を受けてのものだ。薬を服用する人たちの安全、安心に関わる質問なのに、直接答えなかった。

広幸氏　そうですね、現場を見ずに机上の理論や理想論だけで会社運営をしていることや、大手企業ですと100年以上の長い歴史がありますから、代々受け継がれてきた伝統的な習慣をその局面で急に変えられないということが背景にあったのだろうと思います。これがオーナー企業ですと強力なトップダウンの指示により変えるということをやるのですが、大会社ですと思い切ったドラスティックな変革ができないのだと思います。

ここで話している「伝統を変える、思い切った改革」が何を意味しているかについて、具体的には語っていない。あえて解釈するなら「理想論では成長できない、強いリーダーシップで現場を変える」ということだろうか。その前のめりの姿勢が、ゆがみを生んでいったのかもしれない。

苦渋の謝罪会見

「正直ここまでのことが起きるとは思っていませんでした」

人命被害が出たことを受け、２０２０年12月9日、社長の小林広幸氏は、あわら市の本社で記者会見に臨んだ。

傍らには同社の橋本利和・研究開発本部長、梶田俊之・信頼性保証本部長も並んだ。

自社が製造した製品で健康被害が起きたことについてマスク姿の小林氏ら3人は立ち上がり、深々と頭を下げた。睡眠導入剤混入については、「全く知らなかった」と語った。

しかし会見で小林氏は、重要なことを明らかにした。総括製造販売責任者だった２００５年から07年にかけて製造実態を調べ、法令違反に気がついていたことだった。

小林氏は、「相当の品目で（承認された手順と）齟齬《そご》が見つかった。軽微な変更では改善できないものも一部あった」と認めた。

齟齬というのは、製薬会社がよく使う単語だが、要するに食い違いを指す。決められた製法を逸脱し、法令違反状態で製造していたということだ。不正は把握していたが、見て見ぬ振りをしていたのだ。

そして小林氏は「供給を優先するあまり、品質を重視するという当たり前のことができていなかった」と謝罪した。「販路の拡大が続いており、不正常な状態を直すことが経営

睡眠剤成分混入を巡る経過

2004年7月	小林化工が抗真菌剤イトラコナゾール錠50「MEEK」を発売
2020年6月	原料をつぎ足す作業で担当者が睡眠導入剤成分を誤って混入
12月4日	被害が広がり混入が判明。自主回収を発表
17日	小林化工が外部有識者による調査委員会の設置を発表
21～22日	厚労省や福井県などが小林化工に立ち入り調査
2021年2月9日	福井県が116日間の業務停止命令と業務改善命令
3月10日	小林化工が経営陣の刷新や法令順守の徹底などを盛り込んだ業務改善計画を県に提出
4月16日	小林化工の調査委が報告書を公表
6月5日	福井県による業務停止命令が終了
12月3日	サワイグループホールディングスが小林化工の生産拠点や従業員を譲り受けると発表
2022年2月9日	福井県の業務停止命令から1年経過
4月1日	業務を引きついだトラストファーマテックで入社式

各種報道から作成

のブレーキにならないか心配してのことだった」と振り返った。

供給をやめるわけにはいかなかった

「今になって考えると、製造販売を中止するという判断をすべきだった。当時は、医療用医薬品は患者の生命に直結する、市場から一気に500品目の供給をやめるということはできないと判断をした」（小林氏）とし、「数年かけて承認整理をしていこう」と考えたという。問題に事実上ふたをしてしまったのだ。

後発品市場は政府の旗振りもあり、数量でのシェア80%が目標とされていた。

小林氏は、「近年、後発医薬品の需要が急激に伸長した結果、増産体制を構築する過程で、作業量が急増し、現場においては製品の供給に支障をきたさないように、法令やルールよりも作業効率を優先させてしまった」などと述べた。

記者からはこんな辛辣な質問もあった。

「製造販売業としての責務よりも、営利を優先させたのではないか」

小林氏は、「売上や利益だけを追求したのではなく、ジェネリックが社会的にも、欧米並みに必要性が叫ばれている中で、しっかり認められるジェネリックメーカーとして、きちんと供給しなければダメだとやってきた。売上、利益が全く頭になかったかというと、やはり企業なので毎年数値目標は設定し、売上を高めようということでやっていたということも事実だ」と苦しげな釈明をした。

会見が行われたこの日、小林化工が加盟する日本ジェネリック製薬協会は、同社を「除名」処分にした。最も重い措置で、協会初のことだった。

医薬業界最悪事故の実像とは

もちろんトップの謝罪だけで済む問題ではない。製造した薬で人の命が失われたということは、製薬メーカーとしての資格を失ったに等しい。

小林化工はその後、外部の有識者で構成される特別調査委員会に委託して、事件の報告書をまとめた。小林化工だけではない。他のジェネリック薬メーカーでも、届け出た手順と違う製造をしていたことが次々に発覚し、調査報告書が出されている。それを読むと製薬大国である日本の、背筋の寒くなるような実態が浮かんでくる。

まずは小林化工の報告書を読んでみよう。外部の弁護士などが同社関係者へのヒアリングやアンケート調査、内部で交わされた電子メールの精査などを行ってまとめた。

１３５頁に及ぶ分厚い報告書には、難解な医薬品の専門用語が並ぶが、実はこの報告書は、日本の製造業の「失敗の本質」（注1）が書かれているとして、さまざまな業種の会社でひそかに読まれている。インターネット上にも、詳細に解説したページを見つけることができる。小林化工では、３６０製品のうち３１３製品が国の承認した以外の方法で作られていたことが分かっている。実に87％にも及ぶ。医薬品の世界でよく使われるＧＭＰ（注2）に対する深刻な違反だ。

私はＧＭＰについて、「医薬品を製造する上での憲法」のようなものと理解しているが、小林化工はこの「憲法」を全くと言っていいほど守っていなかった。

さらにもう1つ。小林化工にはＭＥＳ（注3）と呼ばれる最先端の製造管理システムが導入されており、恣意的な製造は本来できないはずだった。

これは以前なら、作業員の勘に頼っていたようなものが正確な数量として把握でき、品質の整った製品が生まれ、在庫管理もできる便利なシステムだ。

（注1）『失敗の本質』（中公文庫、一九九一年）は、野中郁次郎氏らが日本軍の第2次世界大戦における失敗を経営的視点から分析したロングセラー。
（注2）「医薬品及び医薬部外品の製造管理及び品質管理の基準（Good Manufacturing Practice）」で、医薬品の製造をする者が守るべき内容を定めたもの。英語の頭文字をとって、GMPと呼ぶ。
（注3）Manufacturing Execution Systemの略。工場の設備や原材料、仕掛品《しがかりひん》などの数量や状態などをリアルタイムに把握し、生産計画に基づいて作業のスケジュールを組み立てたり、作業者へ指示を出したり、作業手順に関する情報を収集管理する。

システムを無視し、意図的に書き換え

ところが、小林化工では、このシステムが提示する数字を無視し、都合よく薬剤の投入量を書き換えていた。

間違った原料を混入させ、死者を出したプロセスは、今読んでも驚きしかない。

報告書によれば、本来投入すべきイトラコナゾールが入った容器と、睡眠導入剤で、死

者を出す原因となったリルマザホン塩酸塩水和物が入った容器の形状は、全く違っていた。前者は、大きなファイバードラムに入れられているのに対し、後者は銀色の缶の中に入っており、2つの入れ物には製品名やロット番号、バーコードが印刷されたシールが貼りつけられていた。リルマザホンは、さらに袋で小分けされており、そこにも製品名やロット番号とバーコードが記載されたシールが貼りつけられていた。

ところが、工場ではバーコードを機械で読み取るなどして製品を管理、確認しておらず、人の手で確認していた。このため、最後まで取り違えに気がつかなかった。

また、薬の製造に必要な作業は2人でダブルチェックし、記録に残すことになっていた。チェック欄に2人の署名が残っていた。ところが、実際にチェックしたのは1人で、その人が別の人の名前を使ってチェック欄に書き込んでいたという。

報告書は、「作業者が散漫に作業をした結果、取り違えが生じた可能性が窺われるが、当該作業者は、端数原料保管室内から誤ってリルマザホン塩酸塩水和物を持ち出した状況について具体的に記憶をしていない」(42頁)。

病気を治すはずの薬が、人の命を奪うという信じがたい事故は、まさに複数の違反、不注意、甘い管理が重なった結果だった。

上司は絶対、軍隊のような雰囲気

小林化工では受注量の増加に従って、製造部門の人員も増やされた。製造系従業員の数は、2016年から2020年にかけて、189人から336人となっている。

もっとも、人員の増強は計画的に行われていたわけではなかった。販売目標が設定されると、それに必要な製造部門の人員を急きょ増強するという、後手後手の対応が取られているにすぎなかった。

「計画的な人員増強が行われておらず、十分な教育や訓練を施すことのないまま、製造現場に投入することが繰り返される状況にあった」（報告書、72頁）

薬の製造過程や成分が、決まった手順通りでないことに気がついていた人は多かったが、なにも言えない雰囲気があった。それを指弾した部分も報告書にはある。専門用語の多い報告書の中で、最も理解しやすい部分だ。

多くの従業員は、聞き取り調査に対して、「小林化工では、上司の指示は絶対であり、下からの問題提起が許されない風潮があった」と語っている。他の企業から中途で小林化工に入社した者にとっては、その威圧的な雰囲気が、いっそう敏感に感じられた。

ある中途入社の従業員は、小林化工に入社した第一印象を「軍隊のような組織」と語った。別の中途入社の従業員は、「小林化工においては、従業員は管理の対象であり、育成の対象ではなかった」（報告書、125頁）と述べている。

また別のある社員によれば、何か問題が生じた際に勇気を振り絞って上司に相談をしても、かえって「でしゃばるな」と叱責を受けた。そのため、「考えることをやめて、上司の指示に黙って従うことしかできなかった」と語っている。

暴走を誰も止められず、民間人80万人を含む310万人以上の戦没者を出した旧日本軍の雰囲気を彷彿《ほうふつ》とさせるような記述だ。

二重帳簿などで8割偽造

製薬会社は、自治体などから定期的に立ち入り検査を受けるが、小林化工は虚偽資料、つまり二重帳簿を作って、ずさんな実態を隠蔽していた。

福井県の調査には製造実態を反映していない指示、記録書を提示しており、資料を検査の直前に急ごしらえで作成することもあった。手書きで製造過程を記録しておく「ログブック」と呼ばれるものがあるが、手順書通り製造していない事実を隠蔽するため、この「ログブック」を、わざと複数の人間で書き直して、本物のように見せかけていた。延べ約500製品の8割近い約390製品で虚偽の製造記録を作成していた。これは捏造《ねつぞう》、でっち上げと言われても仕方ないやり方である。

一部の品質試験の未実施は1970年代終わりごろからで、二重帳簿作成と承認外工程は遅くとも2005年には行われていた。不正は40年前から続いていたことになる。

当初から意図して、でたらめな方法で製造していたのではあるまい。

ジェネリック薬メーカーは、少量多品種の薬を、あらかじめ決めた年間スケジュールに合わせて、効率よく製造しなくてはならない。その過程において現場で食い違いが起きても製造、出荷を優先し、食い違っている記録を書き直し、不都合な部分を隠すことが行われることになった。それは会社のトップも知っていた。それが日常化し、誰もそれを口に出せなくなっていた。これが、福井県や地元あわら市が期待をかけていた地元企業のありのままの姿だった。2021年2月9日、小林化工は、福井県から医薬品、医療機器等の品質、有効性及び安全性の確保等に関する法律（薬機法）による業務停止命令と業務改善命令の行政処分を受けた。

行政処分では「製造販売業許可取り消し」が最も重いが、福井県は小林化工が被害者への補償を進めていることを理由に、県の内規で定めた期間の上限である116日間の業務停止命令とした。製薬会社に対する業務停止命令は2016年に起きた化学及血清療法研究所（化血研、熊本市）に対する110日間が最長だった。いかに小林化工への処分が重かったかが分かる。

大手の沢井製薬が人員引き受け

小林化工は結局、自力での再建を断念し、ジェネリック最大手の沢井製薬を中核とするサワイグループホールディングス（HD、大阪市）子会社へ、生産設備や従業員を譲渡した。サワイグループHDの澤井光郎《みつろう》会長は2021年暮れ、大阪本社で開いた記者会見で「複数社の薬機法違反による製造停止により、足元では後発品の信頼低下や供給不安が発生している。後発品を必要とするすべての患者に対し、安全で高品質な製品を安定的に届けることが喫緊の課題となっている」と切り出した。

そして、「小林化工から譲り受ける製造設備と製造に関わる人材は、現在、医薬品の安定供給に貢献したくてもできない状況にある。サワイのクオリティカルチャーの下で、私たちの仲間になり活躍していただくことが、当社の安定供給体制の強化につながり、ひいてはジェネリック薬業界全体の供給問題の改善に貢献できる最大の要因である」。

行政処分を受けた製薬企業

時期	社名	処分内容
2021年2月	小林化工	業務停止命令（116日間） 業務改善命令
3月	日医工	業務停止命令（32日間）
4月	小林化工	業務改善命令
5月	MeijiSeikaファルマ エルメッド 第一三共エスファ	業務改善命令
8月	久光製薬	業務停止命令（8日間）
9月	北日本製薬	業務停止命令（26日間） 業務改善命令
10月	長生堂製薬	業務停止命令（31日間） 業務改善命令
11月	松田薬品工業	業務停止命令（65日間） 業務改善命令
12月	日新製薬	業務停止命令（75日間） 業務改善命令
2022年3月	共和薬品工業	業務停止命令（33日間） 業務改善命令

譲渡交渉は、サワイグループが、小林化工の親会社であるオリックスに持ちかけたことから実現した。小林化工の設備と人員を受け入れる子会社トラストファーマテックが新設され、２０２２年４月１日に、入社式が行われた。

小林化工から転籍した４００人を迎え、トラストファーマテックで入社式が行われた。

蓮尾俊也社長は、新入社員を前にして、２０２３年４月に製品の出荷開始を目標にすると表明した。わざわざ出荷を1年後にしたのは理由がある。

「生産能力として年間25～30億錠を製造できる製造機器が出番を待ちわびている現状です。しかしながら、私たちは製造開始を急がずに、まずは6つある沢井製薬の工場と連携し、医薬品製造の基本を一から体に覚えこませ、掌に載る小さな錠剤1つ1つに『信(トラスト)』を込めるという誓いを立て、この地で医薬品製造を始めてまいります」(蓮尾社長)。

出荷を急ぐあまり長い間患者の安全安心を無視してきたことへの、「償い」の意味が込められていた。企業として残った小林化工は、原則として全製剤を自主回収し、業務を徐々に縮小していくことになる。睡眠導入剤混入のツケは、あまりに大きかった。

業界大手、日医工でも不適切な製造発覚

小林化工の不祥事は、「安くても先発薬と同じ成分で安心」というジェネリック薬に深刻な不信感を投げかけたが、もう1つの事件の方が、むしろ市場を揺さぶることになる。

製薬業が集中している富山県は2021年3月、小林化工事件を受け、ジェネリック薬大手の日医工に、立ち入り検査を実施し問題が発覚した。

上場企業である日医工は、富山市の中心部に本社を置く。2つのラインが羽根のように広がる同社のロゴマークが目に入る。道路を挟んだ反対側は富山城跡公園が広がる市内の

1等地に位置している。

創業は1965年7月15日。医薬品、医薬部外品、各種薬品の製造販売輸出入等で1200品目以上を扱い、従業員2725人を抱える大手企業だ。

日医工のホームページに、同社の歩みを伝える動画がある。「創立から30年後に生き残る確率は100社に1社あるかどうか。そんな現実を乗り越え、2015年7月に創立50周年を迎えた会社があります。ジェネリックメーカー売上高ナンバーワン、今や世界のトップ10を見据える日医工です」。動画はそんなナレーションで始まる。ジェネリックメーカーの本音が率直に盛り込まれた内容だ。

動画は、まず創業者の田村四郎氏を映し出す。

田村氏は、地元富山で自転車やバイクを使って、開業医を駆け回る毎日を過ごしていた。国民皆保険制度の導入を機に業務を拡大、日本医薬品工業株式会社を作る。

「病気に苦しむ人々のためにいい薬を開発し、安く届けたい」という夢を胸に、開発にかかる費用と時間を抑えられるジェネリック薬の製造に力を入れた。創立から22年目、同社は新薬セダペインを開発した。モルヒネに代わる鎮痛剤として評価を得て、念願の新薬メーカーの仲間入りを果たす。先発薬を作ってこそ、製薬会社として認知されるというのが本音なのだろう。

ところが、バブル崩壊で政府は大幅な薬価引き下げなどの医療費抑制政策を取り、日医工も財テクに失敗。新薬事業は諦め、ジェネリックに専念することになった。ジェネリックの認知度は上がり、日医工の業績も上向き始めた。そして2010年には東証1部上場を果たし、売上高は14年に1000億円を達成、また海外展開も図り、2000億円達成を目標としている。バイオシミラーの早期開拓に挑戦、高品質のさらに上を行く「超品質」を探求して世界トップ10に挑む。これが動画の主な内容だ。

薄利多売で生き残ると社長

2代目の社長となった田村友一《ゆういち》氏は、2015年7月、地元の北日本新聞のインタビューに応じている。そこで政府がジェネリック薬の普及率80%を目指していることに触れ「薄利多売で成長できる体質を作る必要がある。設備投資を抑え、いかに生産能力を上げるかが課題だ」「成長への投資は惜しまない」と積極的な発言をしていた。

同じ紙面には、日医工が錠剤生産能力を2018年までに110億錠から150億錠に引き上げ、市場でのシェアも15%達成を目指すとの記事も掲載されていた。

北日本新聞は2019年末にも、田村社長へのインタビューを行っている。そこにこんな強気な発言が引用されている。

「社長就任時の売上高100億円は20年で20倍になったが、あと20年務めるとすれば、最終的に50倍の5000億円にしたい。2020年は当社の創業55周年だ。『ゴーゴー』にふさわしく、飛躍につながる『行け行け』の年にしたい」と語っていた。この記事は、同社のホームページにも掲載された。

成長できる企業体質と、しかも製品の「超品質」を目指していたはずの日医工。そもそも、同時に成り立たない目標だったのかもしれない。富山県の立ち入り検査で、違反行為が相次いで発覚した。

「超品質」といいながら、規格外の製品を出荷

不正の舞台は同じ富山県の東部、滑川《なめかわ》市にある富山第1工場だった。同社のホームページによると広さは約6万1000平方メートル、開発品質管理センターのほかペンタゴン棟などと呼ばれる4棟の生産工場が並ぶ経口剤の主力工場である。年間110億錠を生産できるという。そこに富山県の抜き打ち検査が入ったのが2020年2月のことだった。

違反行為は、工場に置かれていた資料や、置いてあったメモ書きから判明した。隠蔽などはなかった。それだけ罪の意識がなかったともいえる。日医工は75品目の自主回収に追い込まれた。

法律事務所が日医工の依頼を受けてまとめた一連の不正に対する調査報告書は、ポイントだけを記載した16頁のもので、小林化工ほどの生々しさはない。こちらも専門用語がそのまま出てくるが、問題は大きく4つある。

1、出荷に向けた試験で規格外とされたのに、不適正な救済措置によって出荷。2、出荷試験に合格できなかった品物への不適正な再加工。3、規格に合わない品物を出荷。4、一部の品物について出荷試験を行わずデータを捏造して試験適合品とした、というものだ。ジェネリック薬を飲んでいる筆者の立場からすれば、「不適正な再加工」は気になる表現だ。小林化工で起きたような原薬のつぎ足しのようなことがあれば、事故につながりかねない。

この点について報告書は、再加工する場合には、「原薬や重要な添加剤の追加を行うような品質に大きく影響を与える再加工は行わないという一定のラインを守っていた」と書いている。ある程度の自制が働いていたのだろう。

製造現場で行われていた逸脱会議

報告書は日医工の不祥事の背景について、こう説明している。

2014年から2016年頃にかけて、ジェネリック医薬品の需要増に伴い、日医工の富山第1工場における生産数量、生産品目数も急増したが、これに対応できる人員、設備が整っていなかった。

製造部、品質管理部のいずれも逼迫《ひっ》した製造スケジュール、試験スケジュールに追われた。これに伴い、試験の結果、規格外製品の発生件数も増加していった。

ところが富山第1工場では、遅くとも2011年頃より、管理責任者が招集する「逸脱会議」と称される会議が開かれていた。これは、出荷試験に合格できなかった薬を出荷するための会議だった(報告書、3頁)。

当時の工場長や生産本部長の指示を受けて、管理者が製品の出荷試験で規格不適合となった製品のうち、特に廃棄された場合に影響が大きいものを選び、規格に適合させて出荷させるために不適正な処理を行っていたというのだ。簡単にいえば、完全ではない品物を、適正品に仕立てて出荷していたということだろう。

先に出てきた小林化工が、「会社ぐるみの不正」だったとすれば、日医工は「現場判断での不正」といえようか。

不正主導の人物が出世していた

日医工では、その不正が不正とは認識されていなかったようだ。

医薬品などの業界ニュースを伝える「日経クロステック」（2021年3月10日）は、「不適正な廃棄回避を主導した人間が、その業績を認められて出世していた」と報じている。それによれば、工場長（部長級）は生産本部長（本部長級）に昇進した後、品質管理と安定供給の両職責を担う「超品質・安定供給担当」取締役に引き立てられていた。あまりに皮肉な出世というしかない。

課長級だった医薬品製造管理者（兼）逸脱管理責任者もその後、本部長級である「総括製造販売責任者」に昇進した。

「日経クロステック」はこの記事の中で、ものづくりに詳しい経営コンサルタントのこんなコメントを伝えている。「GMP（医薬品の製造管理及び品質管理の基準）に関する省令を破って得た売上の確保やコスト低減によって生み出された利益が、会社に貢献したと認められたのだろう」。生命に直結する医薬品製造の現場が、手抜き管理をしていた人を昇進させていたとしたら、衝撃である。

同社に対しては、富山県が32日間の業務停止命令を出した。不正は約10年間にわたったとしており、重い処分だった。健康被害は確認されなかった。

日本ジェネリック製薬協会も「5年間の正会員の資格停止」措置を取った。

同協会では、処分は、除名、資格停止、厳重注意、注意の4段階ある。2月には小林化工（福井県）が除名という最も厳しい処分を受けたばかりだった。日医工の処分はそれに次ぐ重いもので、期間も上限までの長さだった。資格停止の過去最長は1年だった。

同協会で、日医工は影響力をもつ理事でもあっただけに、協会としてのショックは大きかった。

共和薬品も記録の改ざん、捏造

小林化工、日医工ショックがさめやらぬうちに、日本ジェネリック製薬協会の会員である共和薬品工業にも不正が発覚した。本社は大阪市北区、資本金は1億円で、売上高は2021年決算で296億円になる。従業員数は640人を数える準大手企業だ。

その共和薬品工業に対して、大阪府、兵庫県、鳥取県が2022年3月28日、承認書と異なる製造を行ったとして業務停止及び業務改善命令などの行政処分を下した。

同社の三田《さんだ》工場（兵庫県三田市）では、承認書に記載のない添加剤を使用して医薬品を製造していたことが判明した。兵庫県が三田工場に行った立ち入り検査によれば、製造品目251品目中、不備品目数が234品目あった。全体の9割を超える多さだった。

内訳は、「成分・分量が承認の内容と異なる品目」が3品目、「その他記録上の誤記載など、軽微な不備が認められた品目」は225品目。「記録の改ざん・ねつ造が認められた品目」も6品目あった。

兵庫県は三田工場を33日間の業務停止としたほか、業務改善命令を出した。

工場が「ブラックボックス」になっていた

共和薬品に関する42頁に及ぶ報告書は、技術的な問題点に触れた内容も多いが、製造における不備、ミスを招いた原因にも踏み込んでいる。

それによれば、生産計画が過密となっていることにより、試験実施部門において、月間約200～300ロットの製品試験を行う必要があり、慢性的に作業が逼迫している状況にあった。

また、生産計画の作成に当たり、試験に必要な時間は考慮されておらず、試験実施部門は、製造作業の進捗状況や出荷のスケジュールに合わせて、即時に製品試験に対応することを求められることも多かった。

「これらにより、試験実施部門において、適時に安定性試験（注）を行うことや、安定性試験の結果を適切に処理することについて、キャパシティ上の支障が生じていた」（報告書、34頁）

生産計画が過密なうえ、出荷ありきの体制ができていたというのだ。

工場内の作業員は入社以来、人事異動がなく、同じ部署で働き続けていた。「目の前の作業をこなすだけに留まり、自らの作業についての問題点等に関心を払わない、または認識できない状態に陥っている」（報告書、36頁）と、強い表現で批判した。

製造上の問題を、上部に伝える内部通報制度はあったが、内部通報者が不利益な取り扱いを受けたという風評があり、十分機能していなかった。

これらのことを列記した上で報告書は、「製造部門のブラックボックス化」が起きており、他の部署からはどんな問題が起きているのか見えなくなっていたとも書いている。健康をもたらすはずの医薬品工場が、同じ会社の中からも全く見えていないという実状には慄然《りつぜん》とさせられる。

（注）製造販売業者から医療機関に納入されるまでの流通段階で品質が保たれることを確認する試験。申請資料として規制当局に提出し、審査・承認される。

急激な拡大に体制が追いつかず

3つの報告書から浮かんでくるのは、ジェネリックの大手企業が過度な競争にさらされ、品質よりもコストダウンや供給量の確保を優先する意識になっていたことだ。もちろん、メーカー側の安易な姿勢が最大の問題だが、政府が医療費を抑えるためとして、普及率8割を目指して、しゃにむに圧力をかけたことも影響しているだろう。

各地で自治体による製薬メーカーへの抜き打ち検査が実施された。その結果、相次いで問題が発覚している。長生堂製薬（徳島市）が、厚労省に提出する承認書と異なる方法で後発薬をつくっていたことが分かっている。

過去にも医薬品メーカーの不祥事は数多い。

2016年1月に熊本市のワクチンメーカー化学及血清療法研究所（化血研、当時）が110日の業務停止の処分を受けたほか、2016年4月には日本ビーシージー製造（東京都文京区）、２０１７年6月に山本化学工業（和歌山市）、２０１９年8月に松浦薬業（名古屋市）、２０１９年12月に協和発酵バイオ（東京都千代田区）で、承認書と製造実態に違いがあることなどが分かり、行政処分が行われている。

しかし、この2年間のように、多くの製薬会社が連続して処分を受けるのは初めてだ。製薬は高度で、微妙な生産技術が必要だとはいえ、ものづくりで世界をリードした日本の衰退を象徴している気がしてならない。

事件から2年たっても変わらない現場

小林化工の事件から1年以上が過ぎた２０２２年3月、業界団体である日本ジェネリック製薬協会は、信頼回復に向けて取ってきた施策について記者説明会を開いた。私もリモート参加したが、会見場には専門紙だけでなく、一般紙の記者も多く参加しており、この問題への関心をうかがわせた。

説明によれば、問題が相次いで発覚した２０２１年には、会員各社に対して、経営トップが製造現場をチェックするよう求めたほか、不正を会社の中枢部に伝える内部通報制度を充実するよう要請した。

2022年には「法令遵守」などを意味するコンプライアンスの徹底を会員社に通知した。さらにスケジュール通りの出荷に引きずられることなく、品質を最優先する体制の強化のため、現状把握や、研修会の開催を行うと明らかにした。

同じ会見で、同協会が実施した自主点検の結果が発表された。加盟38社のうち約8割に当たる31社で、製造販売承認書の内容変更などが必要な不備があった。医薬品数では計7749品目中、計1157品目にも及んだ。軽微なものであり、品質や安全性に問題はないとの説明だった。

協会によると、承認書と実際の作業工程が違う例や、規格が合わなかった製品を溶かして再製造する工程が承認書に明記されていないケースだった。厚労省に報告し、承認書の内容変更や追記を進めているとの説明がされたものの、会見に参加したメディアからは、この数字に関して質問が集中したのは当然だろう。

ほんの少しの食い違いが、徐々に習慣化し、出荷を最優先するためにデータを捏造する。そんな悪循環にいつはまり込むか分からない。死者まで出した事件の教訓は生かされているのだろうか。

承認書自主点検　最終結果　令和4年3月24日

自主点検最終報告企業数	点検品目数	薬事対応が必要と判断した企業数	薬事対応が必要と判断した品目数	当局相談等により薬事対応が確定している品目数		今後当局相談を実施する予定の品目数
				一変申請	軽微変更届	
38	7,749	31	1,157	58	377	722

日本ジェネリック製薬協会

※薬事対応：薬機法の規定に基づき、承認内容の変更が必要なものについて、「承認事項の一部変更承認申請、又は軽微変更届出」が行われること。

外部監査の導入を

この会見で日本ジェネリック製薬協会は、新たな方針も発表した。

製造工場での管理のずさんさが問題化するケースが後を絶たないため、新たに外部の機関を活用し、各社に管理体制を確認させる方針を表明したのだ。

会見に同席していた澤井光郎同協会会長は、「GMP違反による（製品）回収を二度と起こさないため取り組みを進めている」と力を入れた。

外部機関としてあげられたのは「特定非営利活動法人医薬品・食品品質保証支援センター（NPO－QAセンター）」（大阪市）だ。聞き慣れない機関だが、同センターのホームページによれば、医薬品、医薬部外品、化粧品、食品、添加物等を製造・販売する企業の製造管理、品質保証などの活動を支援し、保証された製品品質の確保に協力し、人々の保健衛生の向上に寄与することを目的としている。

設立されたのは2003年と、約20年の歴史がある。中小の製薬企業が、制度改正の要請に応じる体制を築くことを支援するため、品質保証分野での実務を経験した企業や行政のOBが会員となって設立した。

主な活動は、企業からの相談や支援依頼に応じ、専門家が実地調査を行って、改善の方法を助言する。海外の製造所から同一の原薬を購入している複数の国内メーカーから委託を受けて、現地調査も行っている。

あくまでメーカー側が自主的に「活用」するということのようだが、どの程度効果があるかはまだ分からない。結局、メーカー側の自覚にかかっているからだ。

監視強化の動き

厚労省は2021年2月9日、福井県あわら市の後発薬メーカー、小林化工による睡眠導入剤成分の混入事件を受け、都道府県に製薬会社への無通告立ち入り検査を増やすなど、監視態勢を強化するよう求める通知を出した。

小林化工が二重帳簿をつくり、福井県の検査をすり抜けていたことを重視したものだ。

自治体側も立ち入り検査の回数を増やすなど、監視の強化に乗り出している。

2021年7月には厚労省と全国の都道府県が、各地のジェネリック薬などの製造工場に立ち入り検査したと報道されている。検査は薬機法に基づいたものだ。

全国的に見て、日本海に面した富山県は製薬業が盛んだ。江戸時代前期ごろから売薬を中心産業にしていた。富山の薬は、全国のお得意先に納められた配置薬の代名詞だ。歴代の富山藩主は、薬業の発展に尽力した。富山県内には薬機法の検査対象の施設数が102もある。大阪、東京に次いで全国3番目に多い。

調査員の教育やノウハウ不足も

その富山県内でも、製薬メーカーが相次いで不祥事を起こしている。

北日本製薬（富山県上市町）が約1カ月の業務停止命令を受けたほか、置き薬の老舗、廣貫堂《こうかんどう》（富山市）も自主回収を始めた。中新薬業（富山県滑川市）も配置薬の自主回収を発表した。いずれも無通告の立ち入り検査を受けていた。このほか、富山市に製薬工場を持つ富士製薬工業（東京都千代田区）も、社内調査がきっかけで不適正な品質管理が分かった。富山県は2022年1月、同社に業務改善命令を出した。

こういった事態を受けて富山県は、薬の製造・販売に必要な許認可業務などに携わる「くすり政策課」の調査員を、これまでの8人から、2022年度に3人増やした。

立ち入り検査に当たる職員には、医薬品などに関する高度な専門知識や経験が求められる。多くの自治体では定期的に人事異動を行っている。このため数年で配置換えされ、また最初から知識を学ぶことになる。

全国で見ると26道府県が無通告での立ち入り検査の回数を増やした。人員の確保や、職員への教育訓練、無通告立ち入り検査のノウハウ不足などを訴える自治体もあるという（共同通信、2022年2月5日）。

立ち入り検査は万能ではない。現場で大がかりな不正があれば、当然見抜けない。不正は水面下で続いているのではないだろうか。

それでも早く8割普及をと、厚労省の検討委員会

厚労省は、ジェネリック（後発）薬の普及の現状や課題をまとめた「後発医薬品使用促進ロードマップに関する調査」をまとめ、定期的に厚労省のホームページで公表している。

大手製薬会社の幹部や、薬科大学の名誉教授、ジェネリック薬メーカーの幹部らが検討

委員会の委員になっている。

メーカーや自治体、業界団体、医療機関、保険薬局などに幅広くアンケートした結果をもとに、今後の普及のあり方を提言している。最新のものは500頁近くあるが、ジェネリック薬を取り巻く現状と課題が一目で分かる必読資料といえよう。

2021年版には、これまで本書で説明してきた小林化工や日医工などの問題、医薬品不足も盛り込まれている。「後発医薬品を使用する上で困っていること」として病院や診療所、保険薬局の担当者から自由意見を出してもらっている。供給の安定を訴える声が目立つほか、メーカーに自覚を求める声も目立つ。
●先発・後発医薬品にかかわらず、治療のための薬を作っているんだという気持ちを忘れないでほしい。
●小林化工の事件により、後発医薬品メーカーの信頼は失われた。社会的に製薬会社としてどうあるべきか自ら考えを示してほしい。
●後発医薬品メーカーが多すぎる。
●後発医薬品メーカーの事故や不祥事等が相次いでいるので信頼を失った。数量シェア80%の目標を掲げているが達成するのは不可能だと感じている。逆戻りして数量シェアが下がるのではないかと思う。先日も、ある後発医薬品メーカーの出荷停止により、先発医薬品まで影響を受け供給不足になる事件が発生した。医療機関としては非常に迷惑である。

報告書の最後に、検討委員会の意見が集約されている。

「後発医薬品の選定や採用薬の品切れ・供給停止時の代替品の確保などにおいて負担と不安を感じており、こうした状況に適切に対応していくことが必要である」

その上で、「今後の後発医薬品の数量シェアについては、『2023年度末までにすべての都道府県で80%以上とする』ことを目標とすべきであるということで意見の一致をみた」とある。

何のことはない。相次ぐメーカーの不祥事は単に個別企業の問題にされており、あいかわらず8割普及を早期に実現するという目標は、そのまま維持されていた。

3章　ジェネリックの普及は進むか

1万円以上違うケースも

私が実際に飲んでいるジェネリック薬が、先発品に比べて値段にどれだけ差があるのかを1章で触れた。薬の値段がそのまま支払い額にはならない。窓口ではどれだけ払えばいいのだろう。薬価計算は複雑なうえ、毎年見直される。調剤報酬も関係してくる。なかなか手に負えないが、簡単に計算できるサイトがある。

Ｇｅｎｅｃａｌ（ジェネカル）と呼ばれるネット上のサイトだ。「ジェネリック医薬品を計算する」から、ｇｅｎｅｒｉｃとｃａｌｃｕｌａｔｅをもとに作った造語だ。ジェネリックという名前は聞いたことがあるが、何のことか分からないという人向けに、先発薬の名前を打ち込めば、ジェネリックとの負担差額がすぐにはじき出される仕組みだ。

２００８年4月に誕生した。私が飲んでいる薬の実際の負担差額も分かる。

例えばユリノームの場合、このサイトに先発薬の名前を打ち込むと、即座にどれだけ節約できるか分かる。２０２２年4月時点だが、それを表にするとこうなる。

先発品の名前　ユリノーム錠50㎎、後発品の名前　ベンズブロマロン錠50㎎

1錠当たりの薬価差8・1円

処方日数	薬価差額	窓口支払差額（健康保険）
28日分	226・8円	3割負担の場合約70円節約可能
365日分	2956・5円	3割負担の場合約890円節約可能

私の場合はたまたま単価の安い薬なので、年間1000円弱しか違いが出なかったが、Genecalのサイトには、リューマチや高血圧、高脂血症の薬の場合は、先発と後発の差が1年で約1万円になるケースが紹介されている。年金暮らしになっている高齢者なら、この1万円は大きく感じるだろう。

ドロ、ゾロ品目のあだ名

ジェネリックは、先発薬の後ろからドロドロ、ゾロゾロと出てくるため、揶揄《やゆ》も込めてドロとかゾロ品目と言われた時代もあった。

この名前を今も使っている人がいるが、語感も印象も悪いし、小馬鹿にした印象も受ける。私は使わないでほしいと願っている。

高血圧で通院しているBさんの場合

	先発医薬品(新薬)	ジェネリック医薬品	1錠当たりの薬価差
テノーミン錠50(1錠当たり)	111.5円	8.3円	103.2円

つまり

	薬価差	健康保険3割負担の場合	健康保険 1割負担(高齢者)の場合
1日1回 1カ月分で	約3,100円	**約930円の節約**	約310円の節約
1日1回 6カ月分で	約18,600円	**約5,580円の節約**	約1,860円の節約
1日1回 1年分で	約37,700円	**約11,300円の節約**	約3,370円の節約

Genecalより

さて、ジェネリック薬メーカーは、特許切れになった薬に片っ端から参入するわけではない。

先発品の中でもよく使われ、薬価も高い薬への参入を目指す。その先発品の特許が切れる時期を考慮し、他社よりもいち早く承認されるよう後発医薬品の開発計画を立てておく。

1番早いタイミングで承認を取り薬価のリストに収載されないと、次回のタイミングには薬価が引き下げられているし、なによりも先に参入した他のジェネリックメーカーが市場シェアを奪ってしまっている。だからできる限り機敏に動く必要がある。

オーソライズド・ジェネリックとは

ジェネリック薬は先発薬品を真似しただけだと考えるべきではない。後から作られただけに、ひと味違う工夫もしている。口どけをよくする、錠剤だったものを液体にするなどの工夫もされていることがある。成分や製造方法が全く同じものもある。「オーソライズド・ジェネリック」と呼ばれるものだ。英語の頭文字をとってＡＧ（エージー）と呼ばれている。

先発薬メーカーが後発薬のメーカーに「全く同じもの作っていいよ」とお墨付きを与えたものだ。先発医薬品を製造販売する製薬会社から、特許権の許諾（オーソライズド）を得て、後発医薬品メーカーが販売するジェネリック医薬品のことだ。

ＡＧは製造方法のプロセスによって、おおまかに３つの種類に分類されている。

１つ目は先発医薬品メーカーの原薬、製法、技術、製造ライン（工場）を用いて製造し、後発医薬品メーカーが販売する方法だ。単なる看板の掛け替えのような印象も受けるが、現行法では製造の外部委託は許されている。

２つ目は先発医薬品メーカーと同じ原薬を用いて、後発医薬品メーカーが製造する方法。

３つ目は異なる原薬を用いて同じ製法で後発医薬品メーカーが製造する方法だ。

ジェネリック医薬品を国に申請する際に必要な試験の1つ（生物学的同等性試験）は1つ目の方法では不要となるが、2つ目と3つ目の方法の場合は、他のジェネリック薬品と同様に必要になる（日医工ホームページ「オーソライズドジェネリック（AG）とは何ですか」）。

すでに200社も

ジェネリック薬は、医薬品市場の隙間に生まれた日陰者だろうか。そうでない。今は上場企業もジェネリックの生産に参入している。弱小メーカーが無造作に作っているというものではない。急成長している分野だけに、すでに200社にもなる。富士フイルムホールディングス（東京都港区）、明治ホールディングス（東京都文京区）、第一三共（東京都文京区）、エーザイ（東京都中央区）など一般に知られたメーカーも、子会社を設立し、ジェネリックメーカーと提携するなどさまざまな形で手がけている。

しかし500品目以上を扱っているのは数社に限られる。中でもジェネリック製薬会社として歴史がある沢井製薬（大阪市）や東和薬品（大阪府門真《かどま》市）が有名だ。それぞれ人気俳優の高橋英樹、司会者の黒柳徹子をCMに採用しており、知名度が高い。富山市に本社を置く日医工も業界トップクラスだが、最近の相次ぐ製品回収騒ぎで、経営基盤が揺らいでいる。

ジェネリック医薬品の価格は、新薬に比べて低く設定されている。国もどしどし使ってくれとプッシュしている。しかし、世の中は安かろう、悪かろうが常識である。普及は進んでいるが、いまだに疑問を感じる人も多い。値段が安い理由を考えてみよう。

まずは研究開発費が、先発医薬品ほどかからないことがあげられる。間違いなく最大のメリットだ。新薬は、有効成分を探し出すことや、候補となる成分の有効性・安全性などを確認するため、長い歳月と莫大な費用がかかる。費用がかさみ、途中で開発が中断されることもしばしばだ。

しかしジェネリック医薬品は、この新薬の医療現場での使用経験や情報をもとにして効率よく開発するので、低価格で提供することができる。これが業界団体である日本ジェネリック製薬協会の説明だ。

業界団体だけでなく、旗振り役の厚労省も26頁にわたる立派なパンフレットを作っている。このパンフレットには新薬とジェネリックの比較が書かれている。

新薬の場合、前述の通り長い開発期間と巨額な費用がかかる。これに対して、ジェネリックは3~5年間、費用は約1億円で30分の1しか必要ない。さらにすでに先発薬が実際に使われて、さまざまなデータも収集されているため、有効性や安全性に関する評価も固まっており、情報を医療機関に説明する手間や、販売や管理にかかる費用も要らなくなる。

先発薬と違う成分が含まれる

ジェネリック薬は、基本的に先発品と同一の有効成分を、同一量含んでいる。審査を経た上で厚労省が承認し、市場に出回る仕組みだ。

しかし、見た目も内容もソックリというわけではない。飲みやすいように添加剤が加えられたり、形状や色を変えたりする場合もある。また先発医薬品が持つ製剤特許に引っかかるため、同じ添加剤が使えないこともある。

医薬品添加剤として使用される物質の種類は多い。日本の医薬品添加剤情報の総覧である「医薬品添加物事典2016」には、使用前例がある医薬品添加剤成分1394品目が掲載されている。もちろん添加物については毒性検査が行われており、有効性、安全性に問題はないということだが、まれには添加物が副作用を起こすこともある。

日本ジェネリック製薬協会に聞くと、「ジェネリックは、患者の立場に立った改良をしているといってもいい。この点をアピールし、添加物への理解を広げたい」と話している。ジェネリックは先発薬に比べて、試験項目が少ない。それで十分な信頼性があるのかという疑問も浮かぶ。その点は、前出の厚労省のパンフレットにも触れられている。

まず医薬品の有効性、安全性を確認するために必要となる試験項目は、「有効成分に関する試験」と「製剤化された医薬品に関する試験」の大きく2つに分けられる。

ジェネリックの場合は、有効成分に関する試験は省かれている。「製剤化された医薬品に関する試験」によって、先発医薬品と同様の血中濃度推移を示すことが確認できればOKとなる。これが生物学的同等性試験だ。

このような手順は「日本だけのものではなく、アメリカや欧州の各国でも同様であり、最新の科学的知見に基づく世界標準の考え方」、「ジェネリック医薬品の試験項目が少ないことに問題があるというのは全くの誤解」と厚労省は説明している。

原薬は、中国、インド、韓国、イタリアから

ジェネリック薬において分かりにくいのは、原薬がどこから来ているかだ。

価格を安く抑える必要上、海外に依存せざるを得ない。日本における医療用医薬品の原

後発薬原材料の主な調達先(2017年)

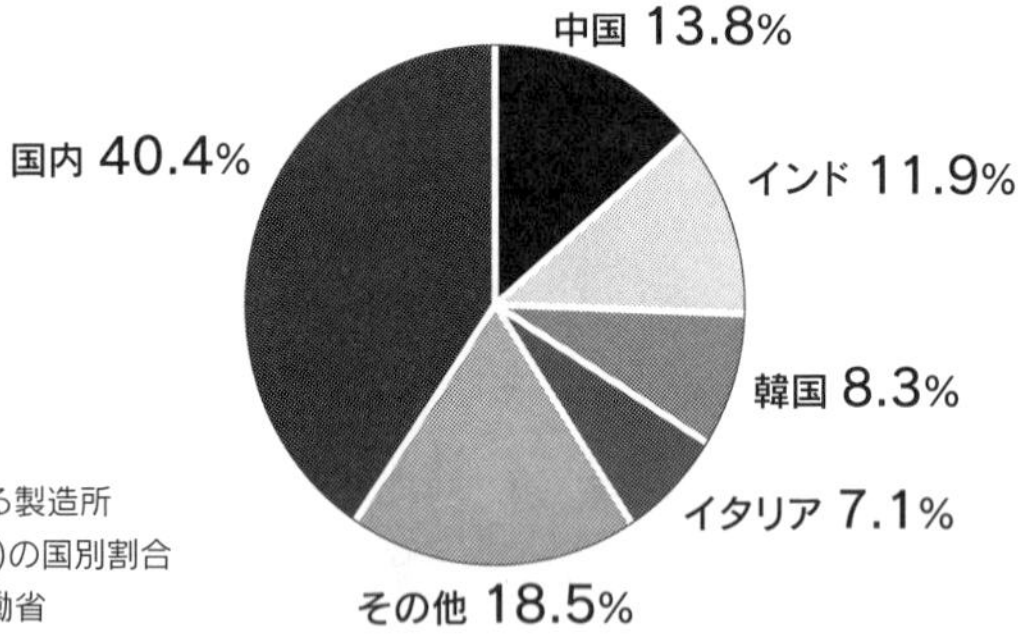

調達する製造所(延べ数)の国別割合
厚生労働省

薬は、約6割がインドや中国などの海外で生産されている。もちろんジェネリック薬も同じだが、価格が安い分、海外依存度が高くなるのはしかたないところだ。

厚労省の基準によれば医薬品の原薬とは、「医薬品の生産に使用することを目的とする物質または物質の混合物で、医薬品の製造に使用された時に有効成分となるもの」だ。粉末などの形で輸入されることが多い。

原薬の製造国の状況をジェネリック医薬品と先発医薬品で比較した厚労省のデータによれば、原薬を作っている製造所の所在国が外国となっているのはジェネリックが59・6％、先発薬が55・9％となっており、ジェネリックの方が高い。国別では中国がトップで、続いてインド、韓国、イタリアの順となっている。

海外依存の代表例が抗生物質だ。ペニシリンや、その誘導体（安定性や浸透性を高めるために、分子構造の一部を変化させたもの）は、現在ほぼ100％、中国から供給されている。誘導体は多くの抗菌薬の基本原料になる。日本もかつて製造していたが、2000年代に中国との価格競争に敗れ、国内工場は閉鎖に追い込まれた。

もちろん海外で製造された原薬も、製剤の承認申請の際に医薬品医療機器総合機構（PMDA）（注）において厳格な審査が行われる。国内で製造された原薬と同一の検査基準を満たした原薬のみが認可されているが、海外への依存度が高いことは、現地工場でのトラブル発生や天変地異、紛争などの影響で原薬の輸入に支障が出ることも考えられる。

中国政府は環境規制を目的に都市部の工場の移転や削減、操業停止などを行っており、生産が不安定になることもある。

（注）Pharmaceuticals and Medical Devices Agency。独立行政法人医薬品医療機器総合機構。国立医薬品食品衛生研究所医薬品医療機器審査センターなどを統合、設立された。医薬品の健康被害救済、承認審査、安全対策を担う。

食料、エネルギーも外国に依存している

日本における海外依存といえば、まずは食料が思い浮かぶだろう。

国内で自給できるコメの需要が長期的に減少していることなどが影響し、2020年の

カロリーベースの食料自給率は前年度より1ポイント低い37％となっている。生産額で見た食料自給率は、逆に前年度より1ポイント高い67％だった。政府は２０３０年までには、カロリーベース総合食料自給率を45％に、また生産額ベース総合食料自給率を75％に高める目標を掲げているが、数字は伸びていない。

エネルギーはもっと悲惨な状況だ。資源エネルギー庁によれば、２０１８年の日本のエネルギー自給率は11・８％で、ＯＥＣＤ諸国35国中34位と最悪の部類になっている。２０１１年の東京電力福島第1原子力発電所の事故の影響で、原子力発電が減少した影響が大きい。石油、天然ガスなども外国からの輸入に頼っている。

しかし医薬品の原料海外依存は、より敏感な問題を引き起こす。

何らかの事情で小麦が入らなくなったとしても、コメに代えることはそう難しいことではないだろう。ただ、薬は、簡単に変えられない。成分が同じだとしても、人によっては副作用を起こす場合があるからだ。薬の品質、安全性にそのまま跳ね返ってくる。

医薬品の供給が不足する原因としては、製品自体の不具合が最も多い。その他、急な需要増による品薄なども多い。原薬供給不足は原因の1割程度だが最近、コロナやウクライナ問題で、原薬の輸入が難しくなるケースが目立っている。

原薬への異物混入も

原薬問題についての資料を探している時、シンクタンクであるニッセイ基礎研究所の篠原拓也さんが書いた、「原薬の海外依存リスク　リスク軽減のために何をすべきか?」(2021年6月)というレポートが目にとまった。原薬の問題に焦点を当てている。

ジェネリックはできるだけ価格を低く抑えるため、原薬を安い海外に求めている。このため、何か供給網に問題が起きれば、医薬品の不足という形でたちまち表面化する。薬だけではない。例えば、一般用のマスクは新型コロナウイルスの大流行で品不足となった。これは、製品に日本のメーカーの名前がついていても、実際の生産は海外に委託しており、輸入できなくなったことが理由だった。

ほとんどの人は、まさか日常的に使う安価なマスクのほとんどが、中国などの海外で製造されていることなど、想像したことさえなかったはずだ。

篠原さんも「レポートの中でも触れていますが、ジェネリックを普及させ、価格もできるだけ安くしましょうという話だったのですが。それだけではなく、安定的に供給されるうえ、品質も大切だという考え方が広がっています」と述べている。

最も象徴的な事件は、セファゾリンという抗生物質だった。篠原さんのレポートに詳しく書かれているので、かいつまんで引用させてもらう。

2019年に、突然、この抗生物質が供給不足となった。感染症の予防に幅広く使われる薬だったため、外科を中心とした臨床現場で混乱が起きたのだ。

供給不足の理由は複数あった。ヨーロッパ企業の原薬に異物が混入していたこと、原薬の元の原料を製造する中国企業が供給停止をしたことなどだ。

セファゾリンを使用していた多くの医療機関では支障が出る事態となった。通常の供給に戻ったのは、2020年10月だったという。

B型肝炎の治療薬も自給率が極めて低い。途絶えるとB型肝炎の人がたちまち困ってしまう。こういう患者の命に直結する薬は少なくない。

原薬の海外依存について篠原さんは、「有効な解決策が見いだしにくい」と語る。これまで厚労省はジェネリック比率を上げ、診療報酬の中の薬価をできるだけ下げることに力を注いできた。その副作用となる形で原薬依存の問題が出てきたからだ。逆に薬価の引き下げを小幅にすれば、たちまち社会保障費の増大に跳ね返ってくる。

「構造的な問題がからんでおり、簡単に答えが出てきません」（篠原さん）というのが実状だ。

発がん性物質が見つかったことも

原薬は中国やインドで製造されている。日本国内でさえ、決められた手順に従わずに製造した医薬品が見つかり、自主回収されることがある。ましてや外国ではもうお手上げ状態だ。最終的には検査にパスしているとしても、どうも不安感はいなめない。

２０１８年、そんな不安をあらためて裏づける問題が起きた。

あすか製薬（東京都港区）が、同社製造の高血圧症治療剤「バルサルタン錠『ＡＡ』」の４商品、計約１３００万錠を自主回収すると発表した。海外規制当局からの連絡を受けての措置だった。中国の製造所で作られた原薬に、発がん性物質「Ｎ－ニトロソジメチルアミン」が混入したためという。国内の病院や薬局計１３００カ所に納入されていたが、さいわいにも健康被害の報告はなかったという。

混入の原因は明らかになっていない。「バルサルタン錠『ＡＡ』」は欧州にも出回っており、自主回収された。

厚労省は、この発がん性物質の健康への影響は軽微とする結果を発表したが、原薬への不安を煽る結果となった。他にも原薬に発がん性物質が混入する事例が後を絶たない。

原薬の輸入元を明らかにしない理由

原薬の輸入元は、問題が起きて初めて明らかになることが多い。多くのメーカーは原薬輸入国を公開していない。どうしてなのだろうか。篠原さんは、企業秘密に関わる部分があるからではないかと推測する。

「メーカーの立場になれば、原材料をどう調達したか明らかにしたくないのかもしれません。それは自分たちが独自に開拓したルートを公表すると、別の会社が参入して競争が生まれてしまうからです」（篠原さん）

メーカー側としても原薬が海外から来ていることが分かれば、品質を疑われる可能性もあるので、積極的には公開したくないのだろう。

最近の流行語に「経済安全保障」というものがある。食料、エネルギーだけでなく、半導体やレアアースなど日本の産業に大きな影響のある品物について、輸入先を多角化し、可能な限り国産に切り替え安定を図ろうという政策だ。その中に医薬品も入っている。

厚労省も2021年3月26日、第5回「医療用医薬品の安定確保策に関する関係者会議」を開催し、そこで取りまとめた506成分の安定確保医薬品のリストを、同省ウェブサイトで公開した。

安定確保医薬品とは、医療上必要不可欠で、安定確保に特に配慮が求められる医薬品のことだ。しかし、重要なのに入っていない医薬品もある。例えば血漿《けっしょう》分画製剤だ。聞き慣れない名前だが、血漿分画製剤は血漿中のいくつかのタンパク質を抽出したもので、「感染症、熱傷、出血、免疫異常、遺伝性凝固異常症など、他に代替品のない重篤な病状の方に使用されるケースが多く、貴重な医薬品」（一般社団法人日本血液製剤協会ホームページ）という。

「どういうものを安定的に確保すればいいのか、論議が続いている」（篠原さん）。まだ手探りのようだ。

原薬製造国の公開の動きも

これまで触れたようにジェネリック医薬品の原薬製造施設は、多くは中国に所在する。

原薬製造国の公開を求める声が多いことから、業界団体の日本ジェネリック製薬協会では、会員企業に対し、自主的に原薬製造国情報を各社ホームページで公開することを依頼した。実は「原薬製造国」の定義は、はっきりと定まっていなかった。このためまず、原薬製造国の定義を厳密化した。

製品品質を決定する再結晶や濾過《ろか》といった最終作業が、どこの国で行われたのか。その作業を日本で行った場合でも、原薬の製造国を併記することなどだ。

各メーカーのホームページを見ると、医療関係者だけに公開されているケースもあるが、一般の人にも公開している企業もある。インド、中国、イタリアなどと簡単に記されているだけだが、何かの時に役立つだろう。また、各メーカーは原薬の工場を定期的に訪問し、品質管理の現状を確認しているという。

ちなみに日本ジェネリック製薬協会は、ホームページの中で会員社の公開情報をまとめている。会員社である大原薬品工業（滋賀県甲賀市）の原産国一覧をダウンロードしてみた。ＰＤＦにまとめられており、見やすい。

２０１９年時点の数字で、薬品名は１７４あり、日本国内で製造されているものを数えると、60ほどだった。3分の2は外国で原薬が作られているということになる。スペイン、イスラエル、中国、韓国、イタリア、スイスなど世界中に広がっている。

これだけグローバルな規模で調達していれば、世界のどこかで紛争が起きたり、災害が発生したりした場合、影響は避けられないだろう。

ロシアのウクライナ侵攻で原薬高騰、その理由は？

２０２２年2月24日、大方の専門家の予想を裏切って、ロシアがウクライナに侵攻した。この影響で、原油や小麦、一部金属の値段が跳ね上がった。意外なことに、原薬にも影響が出た。ウクライナやロシアから、日本に輸入している原薬及び医薬品の原料はほぼないのに、どうしてだろう。

それは航空ルートが影響している。原薬及び医薬品の原料は、イタリアをはじめ東欧諸国から輸入している。ところが、ウクライナ情勢の悪化で、貨物機がロシア上空を避けて、中央アジアを通過する南回りルートが使われるようになった。輸送時間が3割ほど長くなるうえ、コンテナの奪い合いとなって物流が混雑し、輸送費が急騰。この余波で、一部の医薬品の原料や原薬では輸入価格が上がったのだ。

もちろん日本の製薬企業は原料・原薬を備蓄している。また市場にも流通しているため、すぐに製造原価を圧迫するような事態にはならないとみられるが、長期化すれば原薬価格が安いものほど輸送費の影響を受けるだろう。

医薬品の原薬や中間体の輸入業者で構成する一般社団法人日本薬業貿易協会（日薬貿）の藤川伊知郎会長は、専門紙、日刊薬業（２０２２年3月15日付）の取材に対して、「（戦争と物流状況を見通すと）今後さらに価格が上昇するのは間違いない」との見通しを示した。「かつて大規模な火山噴火が起きた際にも、欧州の空輸が影響を受けた。ただし、今回は災害ではなく戦争だ」と懸念した。

もちろん日本の製薬メーカーも、原薬の成分を国内の工場で作ろうとしている。

製薬大手塩野義製薬（大阪市）の子会社は、医療現場で幅広く使われているセフェム系抗菌薬の原料について5年後までに年間生産能力50ｔを目標とする計画を立てた。50ｔは2019年の国内セフェム系薬の原料の総量に相当するので、フル稼働すれば全量国産化が可能となる。またＭｅｉｊｉ Ｓｅｉｋａファルマ（東京都中央区）もペニシリン系薬の原料の試験生産を開始する。

しかし、「製薬会社によると日本での原材料製造コストは、中国の5倍以上との試算もある」（日本経済新聞、2021年7月1日付）と、コスト面では課題が多い。

なぜお勧め薬リストができないのか

ジェネリック薬に対する根強い不信感を払拭しようと、普及の旗振り役である厚労省も取り組んでいる。その1つがジェネリック医薬品品質情報検討会だ。国立医薬品食品衛生研究所（川崎市）内に設置されている。

日本医師会、日本歯科医師会、日本薬剤師会の幹部や医師らが参加し、学術発表や報道など、ジェネリック薬に関しての情報を集め、さまざまな試験を行い、半年に1度その評価を行っている。その結果はホームページに公表されており「ブルーブック」と呼ばれている。いわばジェネリック薬のバイブル的存在といっていい。

個々の医薬品に関する細かな内容、効能も書かれている。私が飲んでいるアトルバスタチンもあった。当たり前だがやはり「高脂血症薬」と書かれている。何とか薬を飲まないで済ませたい、と私はしばらく効能書きを眺めていた。

この検討会の開催はすでに28回を数えている。また「後発医薬品　品質情報」というニュースレターも発行している。意外と情報公開を行っている印象だ。

一歩踏み込んで、効能・安全性に経済性も加味したお勧めの処方薬リスト（通称フォーミュラリー）を作成し、ジェネリック薬の導入を図るべきだという論議もある。ジェネリック薬の中は種類が多いものがあり、選択に迷うことがあるからだ。医療機関や地域ごとに策定しておけば、さらに普及が高まると期待されている。

厚労省もフォーミュラリーの導入を検討しており、２０２０年度診療報酬改定に向けた検討項目に「フォーミュラリー等への対応」が明記された。

すでに一部の大学病院などで導入されている。地域医療連携推進法人・日本海ヘルスケアネット（山形県左内地域）や、昭和大学（東京都品川区）、協会けんぽ静岡支部などが運用に向けて準備を進めているという。

しかし、ネックは日本医師会などだ。「医師の処方を制約する恐れがある」。「個々の病院がリストをつくるのは構わないが、診療報酬による評価はなじまない」などの理由で反対しているという（『無駄だらけの社会保障』日本経済新聞社編、日本経済新聞出版）。さらなる普及のためには、今後検討すべき部分だろう。

なぜアメリカはジェネリック大国になったのか

あの手この手で、日本の政府はジェネリック薬の普及を急いでいる。その理由としてしばしばアメリカの数字が取り上げられる。

普及率は2019年に95・2％になっているという（「後発医薬品使用促進ロードマップに関する調査」厚労省、2020年版）。ドイツやイギリスも普及が進んでいるが、いずれも80％台だ。アメリカの数字の高さが目立つ。

どうしてこれほど、ジェネリック薬が普及しているのか。

アメリカは、日本とは全く違う制度を取っており、数字を単純に比較するのは意味がない。そもそも日本の国民皆保険のような全国民が対象となる公的医療保険制度がない。オバマ元大統領が改革（オバマケア）を行ったが、まだ道半ばだ。このため早くから、価格の安いジェネリック薬の普及が進められてきた。

1984年に成立した米連邦法「医薬品の価格競争と特許期間延長法」（「ハッチ・ワックスマン法」）で、臨床試験抜きでできるジェネリック薬の簡易申請を認めたことが、普及の後押しとなった。

さらに、先発薬の特許切れ後に、ジェネリック薬が市場に投入される場合、180日間の排他的独占販売が認められるほか、薬価の設定もメーカー側に裁量があるなど、ジェネリック薬メーカーが利益を確保しやすい数多くの制度が整備されている。

こういった環境の中で、金融危機や大型先発薬の特許切れが続いたことも相まって、高い成長率を記録してきた（「米国ジェネリック医薬品メーカーの動向」三井住友銀行企業調査部、2012年）。

12週間分で薬代840万円にも

アメリカでは薬の値段がいかに高いかが分かるエピソードが、『沈みゆく大国アメリカ』（堤未果、集英社新書）の中に紹介されている。

オバマケアが導入されたアメリカでは、難病患者も民間の医療保険に入りやすくなった。しかし、その代わり、高額な医薬品は対象から外された。

本には「C型肝炎の患者ケビン」が登場する。ケビンは医師から承認間近な新薬を勧められた。副作用が少なくインターフェロン（注）を打つ必要もなくなる。1錠1000ドルのその薬は、医師が処方箋に書く医薬品のリストにはなく、完全自己負担となる。12週分の薬代の自己負担額は8万4000ドル（840万円、当時）にもなった。

新薬が極端に高いため、価格が安いジェネリック薬を使う人が多いのだ。拡大を続けるジェネリック薬についてはアメリカ国内と海外の企業、さらには先発医薬品企業などが相次いで参入しており、価格競争が激化している。アメリカの高い普及率の背後には、こういったような薬を巡る殺伐

各国のジェネリック薬の普及率

国名	%
日本	69
アメリカ	93
ドイツ	88
イギリス	79
イタリア	60
フランス	72
スペイン	65

GE薬協HPより（2017）

とした事情が影響している。

日本では先発薬であっても、予想以上に需要があった場合は、薬価が下げられる（4章のオプジーボ参照）ため、患者が極端に高い薬代を払うことはない。

（注）ウイルスに感染した時、生体を守るために体内で作られるタンパク質の一種。ウイルスの増殖を抑え、排除する働きがある。C型肝炎治療などに使われる。

アメリカ食品医薬品局が暴いた不都合な真実

日本でもジェネリック薬を巡る不祥事が相次いでいる中、『ジェネリック医薬品の不都合な真実』（円澤和比古、寺町朋子訳）と題された本が、翔泳社から出版された。キャサリン・イーバンという医学ジャーナリストが、長期に渡って取材したものだ。

アメリカ食品医薬品局（FDA）の査察官が主人公となっている。FDAは合衆国の政府機関で、日本の厚労省を思い浮かべればいいだろう。食品、医薬品、動物薬、化粧品、医療機器、玩具などの安全性・有効性を確保するために活動する。新薬の承認審査を担当する組織も持っている。

インドの企業ランバクシー社は、リピトールというコレステロールを下げる薬の特許切れを待って、ジェネリック薬の製造を計画した。そんな時、内部告発がFDAに届けられる。5年にわたって企業側でデータ改ざんや事実隠蔽が行われているというのだ。

この本は、そこから始まっている。ランバクシー社の幹部が、アメリカのニュージャージー州の事務所から、高コレステロール血症の薬であるリピトールを運び出し、無申告のまま税関をすり抜けてインドに持ち込んだ。ランバクシー社のアメリカ担当社長も運び屋になった。その新薬を粉砕して、自社のジェネリック医薬品の承認試験用のデータとして使った。すでに発売されている新薬を使えば、当然同じデータが得られるはずだ。

ランバクシー社は、監視の厳しい欧米向けには薬データの半分を捏造、甘いインド向けでは、100%捏造し、申請書を提出していたという。でたらめなデータを用意してでも、とにかく早く承認を受け、ジェネリック市場で自社製品のシェアを上げ、維持する。この本が告発した「薬品大国」インドの実態だった。ジェネリック薬の普及の裏には、こんな闇もある。ただその後インドは大きく変貌している。あらためて5章で触れたい。

ドイツは高価な先発薬を選ぶと差額自己負担

欧州でも、それぞれの国の事情に応じて、ジェネリック薬の普及を図っている。日本ではむしろ欧州の事例をもとに、普及策が論議されてきた。

ドイツでは医療費抑制策の1つとして「参照価格制」が導入されている。医薬品を効能ごとにグループ化して、グループごとに価格の目安となる参照価格を設定する。医師が参照価格よりも高価な薬を処方した場合、患者はその差額を自己負担する。

この強力な制度によってドイツでは、ジェネリック薬の普及が9割近くになっている。患者が自分の負担増をいやがるのと、処方する医師も薬に関する面倒な説明を避けたがる傾向があるからだ。日本でもこの「参照価格制」の導入が繰り返し論議されているが、患者の負担増につながる。薬価が高止まりして長期間値下げされないなどとして、否定的な意見が大勢を占めている。

イギリスも高い普及率を誇る。大半の後発医薬品には、スキームMという制度が用意されている。後発医薬品を初めて市場に参入させる場合には、製薬企業は先発医薬品よりも低価格であれば自由に価格を設定できる(自由価格)などの特典が付与される。また成分名で処方する教育が医学部で行われ、先発医薬品による調剤はほとんど行われない。

たとえ先発医薬品を調剤しても後発医薬品の価格しか償還されず、また、後発医薬品なら先発医薬品にはほとんどない購買益を医師が得ることができるためだ(「後発医薬品の

価格設定と推進策」第896号国立国会図書館『調査と情報』)。

薬によって負担率を変えるフランスの取り組み

ジェネリック薬の普及が進んでいる国は、日本とは医療制度が大きく異なっており、単純な比較はできない。しかしフランスは、日本と似ている。

まずは、国民によく知られたブランド薬の処方を好む傾向がある。さらに医師の裁量権が大きく、患者による医師選択の自由も保障されている。医師の開業の自由と処方の自由が確保されており、公的な皆保険制度を基盤としていることなどだ。

フランスの後発薬シェアは、日本よりも低い値だったが、2004年には日本を追い抜き、現在は80％以上の普及率を誇っている。具体的な取り組みとしては、薬剤師による代替調剤の認可や、薬価差益を先発薬と同等にする優遇措置、特許切れの先発薬を選択すると後発薬との差額が自己負担に上乗せされる制度だ。注目すべきは薬剤の重要性、対象疾患の重大さによって保険カバー率を変える制度だろう。

高額であっても、抗がん剤や糖尿病におけるインスリンなどの生命を左右する絶対的不可欠な治療薬であれば100％のカバー率となり、患者の自己負担はゼロとなる。以下、

フランスの医薬品保険カバー率

100%	不可欠で高価 (糖尿病、AIDS、がん、特定重症慢性疾患［ALD］)
65%	重要な薬(抗生物質等)
35%	急性疾患
15%	医療効果が低いとされる110品目
0%	上記以外

重要度によってカバー率が65%、35%と下がっていく。一般の市販薬（ＯＴＣ）(注)についてはは保険のカバーはなし、すなわち100%自己負担となる。

「重要性」でカバー率を変えているのだが、難しいのは重要性の判断だ。これは疾患、患者数、既存の治療との比較、公衆衛生保健への貢献度によって決定される。

またジェネリックを拒否する患者や、「ジェネリック薬への代替不可」の処方箋を出す医師は、保険指導の対象になり得るという（「フランスの薬剤流通事情」奥田七峰子日本医師会総合政策研究機構フランス駐在研究員　医学書院ホームページ）。

日本でも、フランスのようなカバー率の見直しを主張する専門家もいるが、患者の負担増につながるため、本格的な論議にはなっていない。

(注) 英語の「Over The Counter　オーバー・ザ・カウンター」の略で、カウンター越しに薬を販売することからつけられた名前。大衆薬・市販薬を意味する。

医師は「ジェネリック信用してません」

先発と同じ成分で、安心して安く服用できるという認識が広がっているジェネリック薬。しかしジェネリックを使わないし、信用していないという医師がいるというので、知人を介して話を聞いた。今年60歳になった男性外科医で、関西の大学病院に勤務している。

――先生はがんのご専門と聞いています。

F医師　ええ、医師の経験はもう30年以上です。胃がんと、食道がんを専門としています。患者さんの容体によっては夜中に呼び出されることもありますよ。病院内にベッドがあって、そこで寝ることもあります。医師の働き方改革から見たら、ぜんぜんダメ。うちの病院は引っかかるね、きっと。

――ジェネリック薬のいろいろな側面を伝えることができればと思って、お話を聞いていますけれども、先生はどんなご意見ですか。

F医師　私はジェネリックに非常に批判的っていうか、まあ大きな病院でも一線で働いている人はほとんど信用してないですね。ジェネリック薬の選定については理事会サイドが決めてくるんで、あんまり文句は言えなくて。ジェネリックはこれにしましたって言われたら分かりましたと言って使ってるんだけども、やっぱりジェネリックにパッと替えられると（患者さんも含め）みんな、嫌な顔してますね。

安心なのは7割ぐらい

――勤務する病院では、使用率8割を目標にしていないのですか。

F医師　うちの病院長は、無理に8割使わなくていいと言っています。7割ぐらいでいいと。私もちょっと血圧が高いんですけど、ジェネリックは飲まないですね。体質に合えばいいです。私の意見では（信用していいのは）7掛けくらいだと思ってます。3割はダメだと思います。クオリティっていうか品質にかなり問題があると思っているんです。

――個人的に、そのクオリティが低いという実感をされたことはありますか。

F医師　僕は肝障害があります。ジェネリック薬を飲んだあとになりました。娘も同じ体質なんです、ロキソニンの後発品を使って、結局病院に入院しました。娘は薬剤師なんですけどね。

――それでどうして数多く処方されているのでしょうか。

F医師　はい、それはね。大きな病院の院内にいる薬剤師は分かっていても、（小規模な）

調剤薬局の薬剤師は、厚労省が啓蒙してることを受け止めて、まあ、同等品である、効果も全部一緒であると理解されてますから。

調剤の人はまあ値段は安いし、効果は一緒なのでやっぱり（患者さんに）勧めるわけです。その辺の温度差がかなり出ていると思います。それに、薬価計算でも少しプラスされていて、ジェネリック薬に切り替えると得になるという面もあるようです。病院もジェネリック薬の使用が80％超えると、お金が入る仕組みがあるんです。

3年前に経験した「事件」

F医師　うちの病院で3年ぐらい前にあったことです。手術する時に予防的な意味で、抗生物質を患者に使うんですよね。それで後発薬の同じロット（その薬が、いつ、どこで製造されたかを示す記号）番号の抗生物質を投与したら、2例がアナフィラキシー・ショック（発症後、極めて短い時間のうちに全身にあらわれるアレルギー症状）になりました。

もちろん、その時点で手術は中止になりましたし、そのロットの抗生物質は引きあげになりましたよ。ある抗がん剤では間質性肺炎（息切れ、発熱などを伴う肺炎）が3、4件連続で起きました。これはどう考えてもジェネリック薬に関係あるのではと思って、メーカーに問い合わせて、薬の資料を全部持って来てもらったこともあります。

――原因はなんだったのでしょうか。

F医師　ジェネリック薬は、先発薬に比べて混ぜ物の問題が多いですよね。日本人の体質に合わないんじゃないかということも言われています。副作用の問題を扱っているNPO（民間非営利団体）があり、そこに私が報告を送ろうと思ったら、その薬は日本から撤収されてしまいました。

薬を引きあげ、問題にふた

――どうして撤収したのでしょうか。

F医師　業者の方も問題を分かっていたのではないでしょうか。副作用のモニタリングもしないまま、要するにふたをしちゃったんです。だから、そういうのはやっぱりジェネリックにはあるんですね。副作用が出たとしても、ちゃんと対応する。例えば同じロットの薬を使った場合の、患者の血中濃度を測って、ちゃんとレポートして来るのは、大手の沢井製薬ぐらいですね。製品の成分も全部分析して2、3週間後に持ってきますね。

この前問題を起こして新聞にも出たあるメーカーは、まあ無茶苦茶ですよ。何かあっても知らんぷり。売ってそのままの会社もあるってことです。

生産ラインで無理をしている

――製薬会社も無理な急成長をしているのではないですか。

F医師　生産ラインを増やしても、品質の管理が十分できてない。厚労省は早くから80％普及の目標を立てていました。私も厚労省側から意見を聞かれたことがありますが、絶対に不良品が出ると言ったんです。もう8年前のことですが、本当に事故が起きて死者が出ましたよね。

反対に「先生はどれぐらいの割合がいいですか」って聞かれたので「6割ぐらいがいいですが、8割はダメです」とはっきり警告したんですよ。当時は、普及は40％が適当だなんて言われてたんですよ。それを急に8割にするって言うから、もう絶対やめとけって言ったんです。

新たな天下り先づくり？

――どうして厚労省はそんなに急いだんでしょうか。

F医師　まずは医療費の抑制だと思うんです。医療費は高騰していますから。やっぱりその抑制が一番メインだろうと思うんですけども。僕もこれよく分からないっていうか、噂なんですけどね、新しい天下り先をつくろうとしたのではないか。

大手のメーカーさんは、厚労省の役人の天下りを受けつけなくなっている。それで、ジェネリックの普及を図ればあちこちに新しい天下り先もできるし、医療費は抑えられるし、一石二鳥だったのかもしれません。

――一般的に担当医が処方箋を書く時に後発禁止と書けば、ジェネリック薬は使えないそうですが。

F医師　ははは、僕はそうは書きません。それはね、僕はジェネリックを全部否定してるわけじゃないのでね。とはいえ、僕は個人的には7掛けぐらいかなって思っています。

効く薬もあるし、基本的には安くていいです。ただ、8割普及の政策には、無理があるという意味です。僕はジェネリックの認可基準がおかしいんじゃないかと思ってるんです。時間があれば調べたいと思っています。

――実際に問題も起きました。どうすればいいでしょうか。

F医師　これ、やっぱりパーセントを無理に上げないで、メーカーの品質管理を、もうちょっと努力させるってことでしょうかね。戦争が起きたウクライナや、中国やインドから原薬の粉末っていうか、材料が入って来ていることが多いんですよ。例えば中国で内紛が起きるとか、インドで問題が起きたら、薬品の確保が難しくなるでしょう。8割普及させて、そういう国際的な問題が起きた時にどうするかっていうことです。

全部先発品を使え、先発品のメーカーを儲けさせよ、と言うつもりはありませんけどね。

患者も頼りすぎずに

——患者さんの立場からしても、3割負担であり、安くて効能の高い薬をたくさんもらえれば安心だと、頼りすぎてる部分がある気がします。

F医師　そもそも何種類以上か薬を処方すると、思わぬ副作用が出てしまいます。だからできるだけ薬の量を少なくする。できるだけ少ない薬量で、値段も安く抑えられて財政の改善にも貢献できるというのが、やっぱりベストでしょう。

そういう意味でも、生活習慣病で飲む薬はできるだけ減らす努力っていうか、患者が努力しないといけませんよね。私あんまり、(処方で)薬を出さないんですよ。胃がんの手術をしても薬を出さないことが多いんです。患者さんから「先生、薬ください」って言われる。だけど、いらんって言ってる。年配者の場合はしょうがないですけどね、若い人なら「あなた若いから自然に治ってきます、大丈夫ですよ」と言います（笑）。

約30分間、病院内でZOOMによるインタビューに応じてもらったが、別の予定があるというので、ここで打ち切りとなった。あくまで1人の医師の考え方だが、現場での感覚は貴重だ。あなたはどう考えるだろうか？

医者がジェネリック薬を飲まない理由

医学博士であり内科医でもある志賀貢さんは、医療に関する数多くの本を書いている著名人だ。その志賀さんが『医者はジェネリックを飲まない』（幻冬舎）という本を2019年に出している。

ジェネリック薬を巡るさまざまな事件や、医師として考え方が書かれていて参考になる。志賀さんは、2019年にテレビ東京系で放送された「主治医が見つかる診療所」という番組のことを紹介している。医師を対象に「ジェネリックをオススメするか、しないか」というアンケートがあった。回答した50人の医師たちのうち、オススメすると答えた医師

どのような対応あれば医師として後発薬を処方するか
（複数回答）

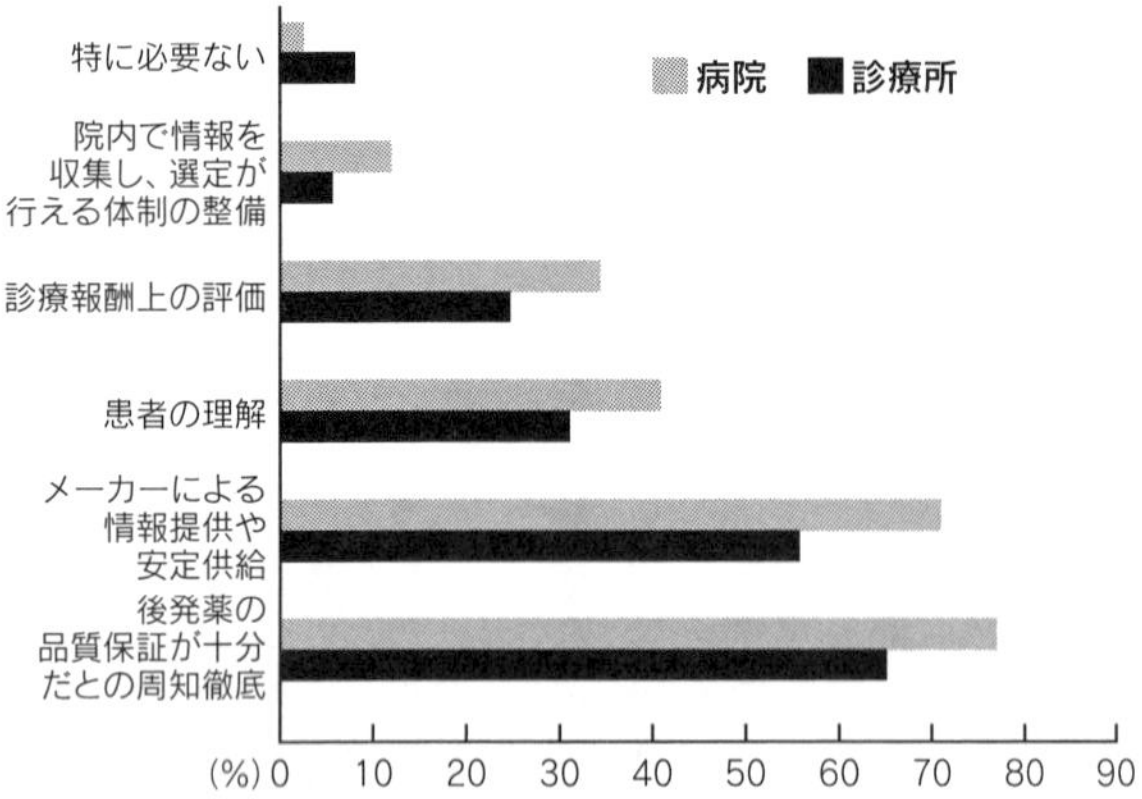

中医協（2010）

は、わずか13人（26％）にすぎず、そしてオススメしないが12人、どちらともいえないが25人だった。

「おそらく私も回答を求められたら、患者さんにはお勧めできない、と答えたに違いないと思います」（志賀さん）。現場で一定期間患者さんに投与され、その結果が広く共有されている先発薬に信頼を置いているためだ。

もちろんジェネリック薬のメリットについても書いているが、この本の中では「血圧と心臓の薬は先発医薬品から始めよう」と呼びかけている。

薬の価格はジェネリックの方が約半値以下なので、長期に服用する場合、負担額に大きな差が出るかもしれない。しかし降圧剤だけは、まず先発医薬品の服用を推薦すると志賀さんは書いている。

その理由は、先発医薬品と後発医薬品では大きく歴史が違うからだ。薬の安全性や安定性を考えると、やはり歴史のある先発医薬品が好ましい。長い間服用するだけに、心臓に関連する薬は価格で決めてはいけないということだ。

自分が服用する薬について信頼できる医師や薬剤師に相談することは必要だが、「医師にしろ、薬剤師にしろ、立場上、ジェネリック薬に関して本音で解説をしてくれるか疑問」と志賀さんは明かす。そして「ネットでも薬の情報は手に入るので、自分でもしっかり情報を得ておくことが必要だ」と強調する。参考にしたい。

日本は飽和状態、活路は海外へ

日本国内では政府の支援もあってジェネリック薬への切り替えが進んでいる。それだけに、普及が進めば、成長が頭打ちになるのは目に見えている。

このため、多くのジェネリック薬メーカーは、海外に積極的に打って出て、市場を切り開こうとしている。日本で生産を続けるためには、海外に進出するしかないというのが、ジェネリックメーカーの現実だ。

アメリカは世界の医薬品の40%以上を占める製薬大国だ。アメリカの後発薬市場も10兆円を超す規模があるとされ、魅力的だ。沢井製薬がアメリカのジェネリック医薬品企業のアップシャー・スミス・ラボラトリーズを買収したのは2017年のこと。買収費用は1000億円強で、その後アメリカで後発薬2品目を発売した。希少疾患向けの新薬にも参入する。東海大学発の創薬ベンチャー「ニュージェン・ファーマ」(東京都千代田区)と組み、難病の筋萎縮性側索硬化症(ALS)の治療薬開発にも乗り出す。25年以降にアメリカでの販売を目指すと報じられている。

大手の日医工は、バイオ医薬品の後続品「バイオシミラー」で海外に進出を図っている。化学合成でつくる薬と違い、バイオ医薬品は細胞で培養して成分を取り出す高度な技術が必要となる。このため、社内の体制を組み直し、韓国やアメリカのメーカーと手を結び、アメリカでの承認を申請するという。

大手の東和薬品も欧州に進出する。スペインのペンサ社を395億円で買収し、欧米市場への進出を図っている。タイに製造拠点を持つ富士製薬工業は、東南アジアへ販路を拡大。ベトナム工場を持つ日本ケミファは、ASEANや中国展開を進めている。いずれも日本国内だけでは展望が開けないと考えていることが分かる。

4章　薬価を狙い撃ちにして起きたこと

政府の重要会議で、薬価政策への批判が

「創薬について（考えるに当たって）、大変問題なのは、薬価をどうも医療費削減のツールにしているきらいがあること」

国の経済政策の基本方針を議論する重要会議である「経済財政諮問会議」（議長＝岸田文雄首相）で、こんな発言が飛び出した。2022年4月13日のことだ。

この会議には岸田首相のほか鈴木俊一財務相、萩生田《はぎうだ》光一経産相、黒田東彦《はるひこ》日本銀行総裁らが出席し、会議録は内閣府のホームページで公開されている。

発言の主は新浪剛史《にいなみたけし》サントリーホールディングス代表取締役社長。新浪氏は、三菱商事からローソン社長兼CEO（最高経営責任者）となった。さらに2014年10月には、創業家出身者以外で初となるサントリーHDの社長に就任した。日本経済団体連合会審議委員会副議長や経済同友会副代表幹事を務める経済界の重鎮だ。

その新浪氏が、「今回のコロナで分かったことは、イノベーティブな薬をしっかりと作れる国になることが安全保障上重要であるということであり、ここを再認識していただき、イノベーション、そして、安全保障という面からも創薬をもう一度とらまえるべき。そして、医療のAIプラットフォームが進んでおり、厚労省や経産省も関わっていると伺って

いる。是非とも、こういう有望な取組には積極的に後押しをしていただきたい」と述べていた。薬価問題については、この会議でもたびたび取り上げられている。コロナ禍で、新型コロナワクチン・治療薬の開発が欧米に比べて遅れるなど、日本の創薬力の地盤沈下が目立っていることから、あえて踏み込んだのだろう。

さらに新浪氏は「具体論がこれから重要なので、議論をしっかりさせていただきたい」と呼びかけた。

これに呼応するように、民間委員である十倉《とくら》雅和経団連会長（住友化学代表取締役会長）も、「創薬へのインセンティブを強化するべく、薬価制度のあり方、AMED（国立研究開発法人日本医療研究開発機構）等の補助金、出資金を通じてしっかり対応していく必要があると考える」との考えを表明した。複雑なうえ、頻繁に変更される薬価改定。そのあり方への疑問が広がっていることを物語る発言だ。

薬価は国が決める

ごく簡単に薬価が決まるプロセスを紹介しよう。毎日薬のお世話になっていても、価格が決まるルール、手順は知らないものだ。医療関係者でも十分理解している人は多くない。

薬の販売は、①製薬会社→②卸業者→③病院、薬局→④患者の順で販売されていく。①から③までは自由に価格が決められるが、③から④に売られる値段を国が「薬価」として決めている。

薬だって品物なのだから、価格は完全に自由でいいだろうと思うかもしれない。実際に欧米では、医薬品の価格を自由に決められる国もあり、金銭的に余裕がある人は高額な薬や治療法を選べる。日本は国民皆保険制度をとっており、すべての国民が公的医療保険に加入することで、お互いの医療費を支え合っている。

平等な治療を実現するため、医薬品の価格も国が決めている。皆保険制度は高く評価されているものの、少子高齢化の影響で、さまざまな問題が生じている。負担を受ける人が増えているのに、負担する若い世代が減ってしまっていることだ。

価格が決まる2方式

さて、新しく開発された薬の価格の算定には2つの方法がある。

まず過去に発売された医薬品の中に類似薬があった場合は、これを参考に価格が決められる。類似品がない場合、価格に反映される要素を1つ1つ積み上げて算定する。

その要素とは例えば、新薬の製造原価、販売費（販売促進費用、宣伝費用）、一般管理費（研究開発費など）、営業利益、流通経費、消費税だ。これが積算され、薬価として構成されていく。これを「原価計算方式」と呼んでいる。

考えてみれば、世の中の品物は、これと似たり寄ったりの方法で値段が決まっているはずだ。

この方式については批判もある。そもそも製薬会社が提示する製造原価が妥当なのか。製薬会社の申請した薬価を審査するのは「薬価算定組織」という組織だ。厚生労働相の諮問機関「中央社会保険医療協議会」（中医協）の下部組織である。

しかし「会議は非公開で議事録もなく、製薬会社が申請した薬価の根拠となるデータも公開されていません。『薬価算定組織』の委員名が情報公開請求によって判明し、それらの委員が製薬会社から講師料やコンサルタント料などの名目で金銭を受け取っていたことも明らかになりました」（高田満雄「くすりの話　薬の値段はどう決まる?」全日本民医連ホームページ、2020年4月30日）。批判を受け、ようやく情報公開が始まった。

薬価改定という名の「引き下げ」

医療用の医薬品の値段は、薬価基準に収載され使われるようになるが、そのまま価格が維持されるわけではない。定期的に見直しが行われている。これを「薬価改定」といい、原則として2年に1回、4月の診療報酬改定に合わせて行われてきた。2021年からは中間年にも改定が行われるようになった。つまり毎年見直されるのだ。

薬価改定が行われると、さまざまな特例措置はあるものの、基本的に薬の値段は下がる。この引き下げは、医薬品卸業者と病院・薬局の間での取引価格である「市場実勢価格」と、現在の薬価の差を出して、その差を勘案して決められる。「市場実勢価格」は年々下がるので、患者に渡される際の価格も、それに合わせる形で下げる仕組みだ。

薬価改定で薬価が下がれば、もちろん医療費や薬剤費の削減には効果があるが、卸業者や医療機関には非常に大きな負担がかかる。あとで売ろうと倉庫で保存していた品物が、毎年春になるとほぼ自動的に値が下げられてしまったら、経営にも影響するだろう。

特許期間中の新薬には、価格を維持する特例があるものの、近年、この特例の適用範囲が狭められている。新薬を生み出すのに多大な投資をしている製薬会社の収益に大きな影響を与え、次の研究開発投資が進まなくなる現象が起きている。

それでなくても、新型コロナウイルスについては日本の製薬メーカーはワクチンで世界に出遅れてしまった。この章の冒頭で紹介した新浪氏のように、日本の製薬業の創薬力に危機感を持つ人は少なくない。

国民医療費は1人当たり35万円強

薬価改定やジェネリック薬の必要性を語る時、かならず引用される数字がある。国民1人当たりの医療費だ。この数字は、国民医療費と呼ばれる。どこかで聞いた覚えがあるに違いない。簡単に書くと「1年間に病気や負傷の治療で医療機関に支払われた費用の総額」だ。歯の治療や薬局の調剤料なども含んでいる。

あらためて調べてみると、額の多さに驚く。国民1人当たりにならした方が実感がわくだろう。国民1人当たりの2019年度の国民医療費は35万1800円、前年度の34万3200円に比べ8600円、2・5%の増加となっていた。

60代前半の私は、2021年は本格的に通院することはなかったが、痛風対策とコレステロールを下げる薬を毎日飲んでいる。

歯医者にも数回通ったし、大腸を内視鏡で見る検査もしてもらった。そうそう、足をくじいて腫れ上がり、会社近くの整形外科にも数回通った。そのたびに飲み薬、貼り薬をたくさんもらった。3割負担なので支払い額は少なくて済んでいるが、もともとの医療費は35万円には収まらないだろう。

総額で見てみれば、医療費の伸びが実感できる。

1990年度に20兆円を突破した国民医療費は、1999年度には30兆円に達し、2021年度は46・6兆円、20年で2倍になった計算だ。2025年には54兆円にのぼると見込まれている。

削減の白羽の矢が立ったジェネリック薬

長い間会社勤めをしていると、給与から自動的に天引きされるため、税金に疎くなる。同じように医療費も自腹を切るのは3割だけなので、真剣になって支払いの内訳を見たりしない。いつか保険財政が破綻するかもしれないと言われても、私はどこか他人事《ひとごと》のように聞いていた。

国民の健康のために税金を使うのはいいことだ。教育と医療はケチってはいけないなどと考えてしまいがちだが、国民医療費は要注意だ。今後いわゆる団塊の世代が75歳以上の後期高齢者に入り始め、さらに伸びていく。それでなくとも日本は子どもが減っている。病気がちな多くのお年寄りを、少ない若者たちが支えなくてはならなくなる。

病気にならないよう健康づくりに力を入れればよい。病院に入院する日数を可能な限り短くするなど、私でも発想できるようなことは政府がすでに進めている。

医療費の中で医薬品が占める割合は約2割だ。対象がはっきりしているし、ヒトではなくモノだ。工夫すれば削減しやすそうだ。それは私にも分かる。多分政府内にもそんな論議があったに違いない。白羽の矢が立ったのが、ジェネリック薬だ。経費スリム化の「特効薬」の役割を担わされているわけだ。

削減のロードマップ

繰り返すが日本では、基本的に誰でも安心して治療を受けることができる。じつはこの制度を長く続けるのはなかなか難しい。

厚労省はジェネリック医薬品を普及させ、患者負担の軽減や医療保険財政の改善につなげようとあの手この手を使って来た。

2012年度までに後発医薬品の数量シェアを30%以上にするという目標を掲げ、使用促進のための環境整備を進めた。しかし、普及は思ったように進まなかった。ジェネリック薬への信頼が確立していなかったからだ。

厚労相の諮問機関である中医協が2011年に実施した「後発医薬品の使用状況調査」で、「どのような対応がなされれば医師の立場として後発医薬品の処方を進めてもよいか」との質問が病院や診療所に対して行われた。

これに対しては「品質保証が十分であることの周知徹底」を求める回答が8割近くあり、最も多かった。医療施設としても処方してもいいか確信が持てなかったということだ。

このため2013年に「後発医薬品のさらなる使用促進のためのロードマップ」をまとめ、目標値を2018年度末までに60％以上と一気に引き上げた。

特典も与えられた。医療提供側を対象とした金銭的インセンティブの付与だ。ジェネリック薬品を使った場合、薬局には後発医薬品調剤体制加算、病院・診療所へは一般名処方加算、後発医薬品使用体制加算などの名目で収入が入る制度が設けられた。

2015年6月の閣議決定において、2017年に70％以上とするとともに、2018年度から2020年度末までの間のなるべく早い時期に80％以上とするという新たな目標も打ち出された。

相当力を入れていることが分かるが、さらに政府はもう一歩てこ入れした。2021年6月の閣議決定で、「後発医薬品の品質及び安定供給の信頼性確保を図りつつ、2023年度末までにすべての都道府県で80%以上」とする新たな目標を決めたのだ。

Q&Aで啓蒙活動

厚労省は平成24（2012）年度診療報酬改定に合わせて、医療関係者などの疑問に答える形式での「ジェネリック医薬品への疑問に答えます～ジェネリック医薬品Q&A～」を作成し、ホームページなどで公開した。その後も、内容を改定している。その中のいくつかを拾ってみる。

――世界で最も進んでいるといわれる日本の医療の中で、どうしてわざわざジェネリック医薬品を普及させる必要があるのか。

「世界で最も進んでいる」という評価が正しいかどうかは別にして、Q&Aにこの項目があるのだから、こういう質問をしてくる人が少なくないのだろう。

答えは「日本の医療の質を落とすことなく、国民皆保険制度を今後も持続させていくためには、ジェネリック医薬品の使用促進により医療資源の効率的活用を図ることが必要です」だ。

さらに「近年の国民医療費の動向を見ると、その支出は国民所得の伸びを上回る勢いで増えています」「わずか10年の間に医療費の総額も、国民所得に占める割合も、大幅に増えていることになります」と説明している。

基準をしっかり守って製造している

品質管理はしっかり行われているのかという質問もある。その答えは、いまとなってはブラックユーモアのようにも聞こえる。

――ジェネリック医薬品メーカーは、先発医薬品メーカーと比べて1社あたりの製造販売品目が多いので、各品目に対する品質管理が不十分になるのではないか。

回答はこうなっている（抜すい）。

「すべての医薬品は、GMP基準（医薬品及び医薬部外品の製造管理及び品質管理に関する基準）に適合した工場でしか製造が許されていません。

医薬品が製造販売承認を得るためには、その製造所での製造がGMP基準に適合していなければなりません。GMP等の基準の遵守状況についても、各都道府県に配置された薬事監視員等による定期的な査察により、チェックがなされています。また、製造された医薬品製剤のサンプルは保存され、出荷後、定期的に品質の変化をチェックすることも行われています。

全ての医薬品メーカーが高いモラルを持って絶えず品質管理の努力とスキル向上を徹底することが重要になります。」

全国のジェネリックメーカーでは、決められた手順に従わずに製造、出荷された製品が相次ぎ、製品の流通混乱につながった。この回答には、「ただ、しばしばチェック漏れが起きています」と、書き足す必要がありそうだ。

生活保護者はジェネリック薬使用が前提に

国は、目につかないところでも、ジェネリック薬の普及を図っている。2018年10月、生活保護法が改正され、生活保護法の指定機関として認定されている病院や診療所では、原則としてジェネリック薬を生活保護受給者に処方しなければならなくなった。

法律の条文を読むと、「医療の給付のうち、医療を担当する医師又は歯科医師が医学的知見に基づき後発医薬品を使用することができると認めたものについては、原則として、後発医薬品によりその給付を行うものとする」とある。

生活に困窮して生活保護を受給している人は、国民健康保険の被保険者から除外されているため、ほとんどの場合、医療扶助制度によって医療費を自己負担しなくてすむ。そのため、できるだけ安い薬を使ってほしいということだ。それはもちろん理解できる。

しかし法律でわざわざ明文化したことには、貧困者の支援団体などから反発が上がっている。この問題は、前衆院議員の山本太郎氏も、「本人の意向に反して後発医薬品が使用される事態が懸念される」と、政府に質問主意書を提出している。

また、貧困者の自立支援などを行っている認定NPO法人自立生活サポートセンター・もやい（東京・新宿区）は、ホームページで、「ジェネリック医薬品の使用原則化自体がおかしなことだと考えています」と書いている。

生活保護を利用しているからといって医薬品の使用についてまで実質的に選択の余地を狭めていいのかということだ。ご存じの通り政府は、ジェネリック薬の普及を進める一方で、生活保護の医療扶助については圧縮を図っている。「ジェネリック医薬品の原則化はこのような背景の中で改正に盛り込まれたものであると考えられますが、医療費の削減という目的のために生活保護利用者『だけ』にジェネリック医薬品を原則化するというのは、

医薬品産業ビジョン2021

医薬品産業政策のビジョン
革新的創薬で日本の健康寿命を延ばすことに貢献、 医学研究や産業・経済の発展に寄与
医薬品の品質確保と安定供給を通じて、 国民が安心して良質な医療を受けられる社会を次世代に引き継ぐ
基本的な方向
▶革新的創薬　アカデミア・ベンチャー企業のシーズを積極導入
▶後発医薬品　品質の安定と安定供給の徹底
▶医薬品流通　安定供給と健全な市場形成実現
▶「経済安全保障」の視点を加えた産業政策を展開

厚労省

悪い意味で生活保護を利用している人びとを『特別視』しているのではないかと疑いを持たざるを得ません」（もやいホームページ）。

昔、「貧乏人は麦を食え」という趣旨の発言をした日本の首相が、厳しい批判に晒《さら》されたが、「貧しい人は安い薬を使え」とも聞こえてしまう。

医薬品産業ビジョン2021が示したもの

厚労省は２０２１年９月に「医薬品産業ビジョン２０２１」という新たなプランを発表した。ジェネリック薬の使用割合が約80％に達したことなどを踏まえて、今後５～10年に及ぶ医薬品の将来像を示したものだ。今回は８年ぶりの見直しとなった。

新ビジョンは、革新的創薬と後発医薬品、医薬品流通の３本柱で構成されている。

まずは、革新的な新薬を作って国民の健康寿命を延ばし、最終的には産業・経済の発展に寄与することが強調されている。

ジェネリック薬についてもページを割いている。ここ10年ほどで使用割合が約２・５倍となり、国民医療を支える重要なファクターの１つとなっている。後発医薬品企業は改めて、その品質を保つことに対する責任の重さを認識するとともに、医療上の必要性に鑑み、医療現場に継続して安定的に供給することの重要性を再認識すべきとメーカーに自覚を促している。

３本柱に加え、経済安全保障の考え方も盛り込まれた。

医薬品は、疾病の脅威から健康・生命を守る手段だが、欠品は社会全体の不安を招き、健康面の被害も想定される。

このため「平時の安定供給は当然のことではあるが、緊急時も含めてその供給に不安が起きないように平時からの備えが必要となる」と強調している。

新薬が出なくなっている理由

「医薬品産業ビジョン2021」が、わざわざ「革新的新薬」の必要性を強調したのは、理由がある。医薬品メーカーからの不満が高まっていることだ。

現在国は、国民医療費の削減のため、もともと価格が安いジェネリック薬を使い、さらに新薬の価格も順次引き下げることを積極的に進めてきた。

しかし、そのため、製薬メーカーが利益をあげられず、画期的な新薬をつくり出しにくくなっているというのだ。

この問題は、新型コロナウイルスのワクチンが、外国製に頼りきりだったことからも議論となった。もちろん日本でコロナワクチンがなかなか生み出せなかったのは、薬価の問題だけではない。国民の中にワクチンへの拒否感が強かったことや、政府の危機感の薄さなどもあったはずだ。

しかし、新薬の裾野が広がり、大学やベンチャー企業が、世界を変えるような薬をつくり出す時代になっている。例えば、コロナワクチンで有名になった、アメリカのモデルナという会社がある。

2019年に出版された『10年後のGAFAを探せ　世界を変える100社』(日経BP)という本の中に、同社のことがわずか3頁だけ出ている。

「モデルナは、DNA（遺伝子）から写し取られた遺伝子情報に従い、タンパク質を合成する『メッセンジャーRNA』を用いて、人間の細胞が体内で薬を生み出せるような技術を開発する」（同書より）とある。

この本が出た当時、モデルナがその後、メッセンジャーRNAの技術を使ってコロナワクチンを開発し、世界で広く使われることまで想像できた人はいなかっただろう。

革新的新薬の薬価維持は「世界標準」

日本国内からも、革新的新薬の必要性を訴える声が強まっている。

日本製薬工業協会（製薬協、東京都中央区）もその1つだ。製薬協は、研究開発志向型の製薬企業73社が加盟する任意団体である。

岡田安史会長（エーザイ代表執行役COO）が2022年1月に新年の記者会見を行い、医薬品産業への政府の政策「医薬品産業ビジョン2021」について語っている。

「COO」とは、社を代表して業界を担当するほか、中国事業なども担当する役職だという。ネット上で行われた会見であり、同協会のホームページでも約20分の講演をすべて見ることができる。

薬価は基本的に下げられる（通常改定）

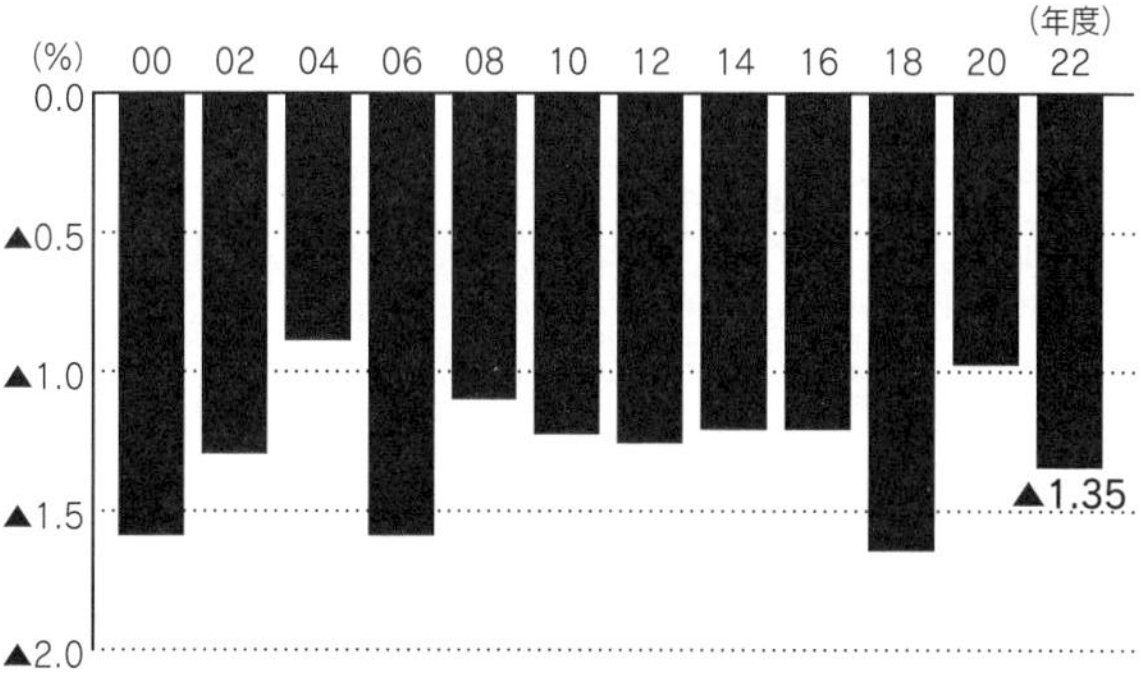

厚生労働省の資料をもとに作成

岡田会長はまず、新しい抗リウマチ薬が登場したことで身体の障害が軽減され、関節手術が減少。多くの患者が困難なく日常生活を送れるようになった事例を紹介し、画期的な新薬が世の中を変えた例として賞賛した。

しかし日本では市場でトップ10に入る人気の薬に対しても、特許期間中に薬価が大幅に引き下げられていると現状を説明。「特許期間中に薬価が維持されるのは世界標準であり、日本は例外だ」と苦言を呈した。

そして革新的新薬を生み出していくためには、「イノベーションの適切な評価と特許期間中の適切な薬価水準維持の実現が不可欠だ」と強調している。また、薬価制度だけではなく、「公的医療保険の給付範囲や負担構造の見直し」についての国民的議論が不可欠になるとの考えを示した。

製薬業界のトップの発言なので、薬価の維持を主張するのは当然だろうが、傾聴に値する。この点については、5章でさらに詳しく取り上げたい。

医薬品に医療費削減を押しつけている

少子高齢化で日本の国民医療費が増え続けるなか、持続可能な仕組みにするためにはどうすればいいか。常に議論になっていることだが、なかなか決定打はない。国の社会福祉政策は、長い間かけて積み上げられてきたものであり、いろいろなしがらみも絡み合っているからだ。

日本の医療保険制度は、1961年に国民皆保険を導入して以来、一定の自己負担で必要な医療サービスが受けられる体制を整備し、世界最長の平均寿命や高い保険医療水準を達成してきた。

それは誇れることであったが、急速な高齢化の進展をはじめ医療を取り巻く環境は大きく変化しており、医療保険財政の破綻もささやかれる事態になっている。

そんな中、日本の医療保険制度と医薬品の価格引き下げについて、正面から切り込んだ記事を見つけた。

毎日新聞出版が発行する「週刊エコノミスト」の２０２1年6月14日号に掲載されたものだ。「医療費削減を押しつける現状では医薬品産業の創薬力は高まらない」と断じている。「化学工業日報」という専門紙で医薬品業界を担当していた、濱田一智さんの記事だ。

この業界についての知識がない人にも読みやすい内容になっている。文中にオプジーボのことが出てくる。この薬は本庶佑《ほんじょたすく》・京都大学特別教授の研究成果をもとに、小野薬品工業（大阪市）が２０１４年に発売した。

抗がん剤、オプジーボの受難

免疫チェックポイント阻害薬というカテゴリーに入れられる抗ＰＤ－１抗体薬「オプジーボ」は皮膚がん（メラノーマ）の治療薬として承認された。その後肺がん、腎細胞がん、ホジキンリンパ腫、頭頸部がん、胃がん、悪性胸膜中皮腫と適用範囲が拡大していった。

ネックはその値段だった。初めて承認されたとき、投与範囲が狭く、対象人数が少ないため、薬価は非常に高額に設定されていた。体重が66キロの人（日本人の男性の平均体重）に1年間投与した場合には月におよそ３００万円、1年間では３６００万円もの薬価となった。

オプジーボの薬価は、対象の拡大に伴って順次引き下げられており、現在は当初の約半額になっている。さらに高額療養費制度を活用すれば、おおむね自己負担額は60万円強が目安となるという（がん治療費.comより）。

これは患者にとっては朗報だ。ただ、メーカー側にとっては痛手となる。

自社製品の適用範囲を広げるために、わざわざコストをかけて臨床試験を行ってきたからだ。つまり頑張れば頑張るほど、利益幅が縮小する結果につながる。薬価は国によって決められるので文句は言えない。

医師に関係する診療報酬は「聖域」

記事の中では製薬業界に根強くある「なぜ医療費削減のため薬価ばかり狙い撃ちにされるのか」という疑問が紹介されている。薬剤費削減のため隔年で実施されていた薬価の改定は２０２１年から毎年行われるようになった。

医療現場で使える薬を認定し、その価格を決めることを「薬価基準への収載」と呼ぶが、薬価収載されてから長時間経過した長期収載品（注）は、特に薬価引き下げの対象となりやすい。

このため、長期収載品を他社に譲渡する企業も出ている。

濱田さんに直接話を聞いてみた。薬価改定に頼る矛盾について「厚労省も問題意識を持っている」と話すが、「医師に関連する診療報酬は、医師会などの反発が強く、いじりにくい。製薬協も薬価を上げてくれとは言うが、診療報酬も見直せとは言わない。医師あっての製薬メーカーだからです」。

切りやすいところから切っていくというのは、一般の会社の経費節減でも同じだろう。人件費の方が額も割合も高いが、反発があって切りにくい。そのため、当面はオフィスで使う物品を買い換える際、以前より安いモノで済ませることはよくある。

（注）すでに特許が切れている、もしくは再審査期間が終了しており、同じ効能・効果を持つ後発医薬品（ジェネリック医薬品）が発売されている薬のこと。薬価基準に長期間収載されていることから「長期収載品」といわれるようになった。

現在の医療制度に根本原因あり

医療費の問題は、「誰か1人が悪いわけではない」と濱田さんは、自分の見方を話した。現在のシステム全体の問題という認識だ。

日本の医療費は一部を自己負担し、残りを保険と公費で負担する仕組みだ。多くの人は3割負担だが、後期高齢者は基本的に1割負担すればよい。

「しかし、これは保険原理からするとおかしい」と濱田さんは書いている。高齢者ほど医療サービスを受けるリスクが高いのだから、自己負担が多くてしかるべきだともいえる。

この「応益負担」の考え方は広がっているが、まだまだ「高齢者を大切にすべきだ。医療費の公費負担は当然」という社会的な通念は根強い。

高齢者の負担が軽くなっているのは、実は老人医療の無償化が発端となっている。無償時代なんてあったのか、と思うかもしれない。始まりは岩手県沢内村《さわうち》（現・西和賀町《にしわがまち》）だった。雪深い東北の村で、深沢晟雄《まさお》という名物村長がいた。わたしも冬に旅行で訪ねたことがある。

「お年寄りを大切に」だけでは続かない

1960年、同村は全国で最初に65歳以上の老人医療費無料化を開始し、翌61年には対象を60歳以上に広げた。

1967年には、東京都に革新系の美濃部《みのべ》亮吉知事が誕生した。東京都は1969年12

月、70歳以上の医療無料化を実施した。これを契機にして、全国の8割を超える地方自治体で老人医療費の無料化が実現した。

自治体を追いかけるように、田中角栄内閣下の1973年1月1日から、国の制度としての70歳以上の老人医療費無料化制度がスタートした。この年を「福祉元年」とも呼ぶ。ところが、1982年8月、鈴木善幸《ぜんこう》内閣は、老人医療を有料制に戻す老人保健法を成立させた。国の財政などの負担増を懸念したためだ。翌83年2月1日、同法が施行され、10年続いた老人医療無料化制度は廃止された。

2008年、これまでの流れとは逆となる、「高齢者の医療の確保に関する法律」が制定された。75歳以上を対象とした後期高齢者医療制度により、所得に応じ1～3割の自己負担を求めるようになっている。

濱田さんは、年配者の医療費負担を軽くしていることについて、「老人医療無料化は、苦労してきた人に報いてあげようという考え方でしょうが、悪しきポピュリズムで始まったことだった」と率直に語り、誰がどれだけ負担すべきか、議論が必要だと強調した。

老人医療費無料化については大蔵省だけでなく厚生省（いずれも当時）内にも反対する声があったが、「福祉イコール無料化」という流れの中で政治決断として実施に移された。

厚労省で保険局保険課長などを勤めた島崎謙治氏は、戦後の厚生行政をまとめた著書『日本の医療　〈増補改訂版〉』（東京大学出版会）の中で、「老人医療費無料化はわが国の医療保険制度史上最大の失敗であったと考えている。コスト意識を喪失させ過剰診療や社会的入院の増大をはじめ数々の弊害を招いたからだ」と書いている。

薬価制度の見直しやジェネリックの製造銘柄制限も必要

現場からの声にも耳を傾けて見よう。

ジェネリック薬大手日医工の不祥事を受けて、地元の富山県が設けた医薬品製造・品質管理専門部会は、報告書を取りまとめた。富山県は置き薬で有名な薬業県だ。そんな自負があるからだろう、不祥事の内容を詳細にまとめるだけでなく、国に対してジェネリック医薬品を巡る環境の改善を求めていた。

ここまで説明してきたように、薬価は毎年切り下げられ、採算がとれにくい構造になっている。リスクに備える一方、安定供給ができる生産体制をつくるために必要な利益を、十分確保できていないのが実状だ。

過去には抗菌薬製造に必要な海外製の原薬が確保できず、供給に支障が出たこともある。

このため国では「医療用医薬品の安定確保策に関する検討会議」などで医薬品の安定確保に関する議論が進められている。

富山県の報告書は、こういった動きをたどりながら、「品質確保の観点からさらに踏み込んだ薬価制度などの見直し、生産体制に応じた品目数の制限や先発医薬品に対するジェネリック医薬品の銘柄数の制限などを考慮することを期待する」と書いていた。品質を重視する体制への転換を、国に求めるものだ。

政策の転換必要との指摘も

政府はとにかくジェネリック薬の8割普及を急いでいるが、数量シェアだけで考えていいのだろうか。シンクタンク「日本総研」の成瀬道紀《みちのり》調査部副主任研究員は、2021年8月、「後発医薬品使用促進政策の転換を」と題したレポートを発表し、ジェネリック薬の普及方法について、発想の転換を求めている。

成瀬研究員によれば、政府のこれまでの後発医薬品使用促進策は、2つの特徴があった。1つは薬局や病院・診療所へさまざまな名目の加算という金銭的インセンティブを与えていたこと。もう一つは、数量シェアを重視してきたこと。

しかし金銭的インセンティブの提供は、2019年だけで1400億円超かかったとみられ、医療費削減効果を一部減殺していると成瀬研究員は問題視している。

さらに数量によるシェアを重視すると、使われる数量は少なくても、単価が高い先発薬を後発医薬品に置き換える効果が低く評価されるとしている。

普及を図るための国の施策は、「普及初期においては、一定の合理性が認められたものの、近年の環境変化もあり、その弊害が目立つようになっている」と見直しを求めている。具体的な見直し策として、成瀬研究員は2つを例示している。

金銭的インセンティブ廃止を

まずは医療提供側を対象とした金銭的インセンティブを廃止した上で、後発医薬品のある先発薬を使用した場合の差額を全額患者の自己負担とし、先発薬の使用にブレーキをかけることだ。欧州の国のシステムにもつながる。インセンティブの廃止が実現すれば、最大年間約1兆円の医療費の抑制効果があると試算する。

もちろん医療上、どうしても先発薬を使う必要性がある場合は、適用を免除する救済措置を設けるとしている。ただ患者の負担増につながる改革は、簡単ではない。過去にも論議されてきたが結論は出なかった。

2つ目は、数量よりも医療費の抑制額そのものを重視することだ。何がなんでも数量を80%にしろというより、金額の目標を達成すべきだというのは確かに説得力がある。

私が、成瀬研究委員のレポートの中で最も同意するのは、医療制度を専門家に任せきりにせず、国民自らが決めるべきだと、提言している点だ。

国民に対して適切な判断が可能になる情報を提供し、「後発医薬品があるにもかかわらず先発薬が使用されることでどれだけ保険料や税金が押し上げられるのかなどを明らかにし」、「国民に判断を求めることが不可欠である」（成瀬研究員）

成分が同じで安いからと説得するのではなく、どれだけ節約の効果があるのかを丁寧に説明し、ジェネリック薬の使用を促すべきだということだ。国やメーカー、関係団体はさらに情報公開や、ジェネリック導入の効果を分かりやすく伝える努力が求められよう。

国民医療に関するさまざまな決定は、専門家の手に委ねられている。しかし、新型コロナウイルス対策でみても、専門家の判断が正しいとは限らなかった。むしろ、混乱を起こした場面もあった。

経済専門家の中には、日本の医療政策の閉鎖性に疑問を投げかける声もある。政府の新型コロナウイルス対応に関する「基本的対処方針等諮問委員会」のメンバーである小林慶一郎慶應大学教授もその1人だ。

「国民生活や国家財政にとって重大な意思決定が、医療という専門領域だからとの理由で医師免許を持った狭い専門家の共同体で決定される。これは、戦前の日本で、軍事に関わることだからという理由で国家の命運を左右する大陸進出などの重大事が、軍人の意思によって決められた構造と同じだ」（小林慶一郎、佐藤主光《もとひろ》『ポストコロナの政策構想』日本経済新聞出版）。

意見が通りにくいことを身にしみて感じたのだろう。ここにも旧日本軍の比喩が出てきたのは偶然ではあるまい。

次なるターゲットは湿布薬と花粉症薬

ジェネリック薬の使用拡大や薬価引き下げだけでは、財政負担の軽減にはまだまだ足りない。少子高齢化のペースがあまりに速いからだ。

そこで次なるターゲットとされているのが花粉症の薬だ。市販薬のうち、もともとは医師の処方が必要だったが、副作用の心配が少ないとして一般用への販売が認められた市販薬を「スイッチOTC」と呼ぶ。花粉症治療薬は、相次いで「スイッチOTC」化が進められている。医師の処方を受けて購入した方が安いが、すでに効果が出ている人は、やや高くなるが薬局で手軽に購入できる。健康保険組合連合会（健保連）は2019年8月、久光製薬（佐賀県鳥栖市）の「アレグラ」やエスエス製薬（東京都新宿区）の「アレジオン」などの市販薬と同成分の花粉症治療薬を、保険の適用から外した場合、最大で年600億円の薬剤費の削減効果が見込めるとの試算を公表したことがある。

健保組合は被保険者とその家族が病気やケガをした時の医療費の支払いなどを行う「保険給付」業務を担っている。被保険者は医療費のうち3割を医療機関の窓口で支払うが、残りの7割は審査支払機関を通じて健保組合が支払いをするという仕組みで、どこの健保組合も近年、負担の増加に苦しんでいる。

健保連の幸野《こうの》庄司理事は記者会見で、「公的保険は、個人が負いきれない重いリスクを中心にカバーするべきだ」と提言した。

さらに「OTC類似薬全般について、保険適用からの除外や自己負担率の引き上げを進めるべきだ」と提言し、花粉症に処方されたOTC類似薬をすべて制限すれば全国で年間597億円、フランスのように薬剤負担率を7割程度にすれば239億円の財政効果があると推計した。

政府も、スイッチOTC薬のもたらす効果には注目している。年間1万2000円以上、こういった薬を購入した場合には、税制上の優遇措置を導入しているが、レシートを保存するなど手続きが煩雑なため、期待したほど普及していない。

湿布薬も医師の処方を受けて購入すれば大幅に安くなるため、大量に処方されるケースが相次いだ。現在は1回の処方で63枚までに制限されるようになったが、矛盾は残ったままだ。

花粉症や湿布薬の保険適用を外せば、適切な処方ができなくなり。むしろ患者の症状が重くなると警告する意見もあるが、将来的に見れば、見直しは避けられないだろう。財務省も今後の検討課題として花粉症治療薬だけでなく保湿剤も健康保険の適用から外すことを挙げている。

5章　日本でドラッグラグが再燃している

新薬の遅れは1～2年だったが

死亡率の高い膵臓《すいぞう》がん。異変に気がついて病院に行ったとたん、「余命○カ月です」と告げられる人もいる。しかしアメリカでは最近、ゲノム医療（注）が広がり、次々に新薬が承認されており、生存率も上がっている。

2006年頃まで、膵臓がんの治療薬はアメリカの10種類に比べ、日本では3種類だけだった。海外で使われている新薬が、日本で治療に使えるまで4年かかることもあったという。

「とんでもない話です。もう皆さん怒ってたわけです。そこで我々が取り組んだのがドラッグラグの解消です。長い待ち時間をできるかぎり短縮するということです」

妹を膵臓がんで失くし、自分も膵臓がんにかかった眞島喜幸さんは、NPO法人パンキャンジャパンを設立し、難治性がん、希少がんのドラッグラグ解消や研究者支援に取り組んできた。

日本では毎年推計4万人以上の人が膵臓がんと告知されている。諸外国では膵臓がんは減少傾向にあるが、日本では高齢化が進んでいることもあり、増加傾向にあるといわれている。

眞島さんたちの努力もあって、主要ながんでの「ドラッグラグ」は1～2年の遅れまで追いついてきた。しかしゲノム医療を使った治療を巡り、ドラッグラグが「深刻化している」（眞島さん）と言う。

ゲノム医療の前提となる検査や、その結果判明した遺伝子変異に応じた薬剤の投与については、さまざまな障害があって、治療の機会を失う患者が少なくないというのだ。

ゲノム医療の有効性については厚労省内部でも理解は広がっているという。しかし、費用の面や、こういった薬を開発しているのが海外の新興企業であることがネックとなっている。日本には拠点がなく、新薬の承認申請に必要な治験も行っていないためだ。

眞島さんは、希少がんの治療薬に関するドラッグラグは「20～30年」と表現する。

何もしなければ、数カ月の命と宣告された人にとってはあまりに苛酷な現実だ。

「日本は、国民皆保険があるので、お金がないからといって医療を受けられないことはない。世界の中でも天国みたいな国だという人もいますが、現状はどうなのという話です」

医薬品における世界からの遅れが、ますます広がらないか心配になってくる。

（注）主にがんの組織を用いて、多数の遺伝子を同時に調べ、遺伝子変異を明らかにすることにより、1人1人の体質や病状に合わせて治療などを行う医療。

未承認がん薬で、月に500万円

進行がんや、膵臓がんをはじめとした手術が難しいがんでも、いまはさまざまな新薬が開発されており、海外から調達して使うこともできる。

その実例が日本経済新聞（2022年3月27日）に載っていた。

「リプレチニブ」という薬だ。胃や腸の希少がん患者に投与されるもので、海外では生存期間が大きく延びるという臨床試験（治験）の報告があった。

国立がん研究センター東病院（千葉県柏市）の内藤陽一医師は、ある患者からこの薬の輸入を手伝ってほしいと相談された。

リプレチニブは、創薬スタートアップ企業である米デシフェラ・ファーマシューティカルズが手がけているが、日本で新薬としての承認を受けようという動きは見られない。

内藤医師は同社と数カ月交渉した末、薬を取り寄せた。もちろん公的医療保険は適用されず、患者が負担した治療費は1カ月でなんと、500万円を超えてしまった。

この記事を読んで考え込んでしまった。

もし自分が深刻ながんにかかり、海外に有望な新薬があるとしたら、どうしただろうか。やはり試してみたかもしれない。

個人輸入を試みる人も

リプレチニブを輸入した事例は、けっして特殊なケースではない。例えば「抗がん剤個人輸入」というキーワードで検索すると、個人輸入を助けてくれるサイトがいくつもヒットする。

ある薬は「駆虫薬として広く使用されており、強い抗がん作用を持つことが明らかになっています」。価格は約8600円。

別の薬は「胃酸の分泌をおさえる薬。この薬の成分であるシメチジンはがんの転移を抑制する働きがあるとして注目されています」。価格は約8000円。

日本で承認されておらず、効果もはっきりしない薬を入手して飲むなんて、自殺行為だと思うかもしれない。絶対にやってはいけないことだ。

しかし私は笑うことができない。

生き延びたい、自分の命を延ばしたいという人は、あらゆる方法を探すはずだからだ。この薬を使った人の体験談をネットで探し、実際に会って話を聞く。

この方面に詳しい医師からも話を聞く。時には、英語で書かれた海外のサイトを直接読んで、情報を入手するだろう。

国内未承認薬の増加

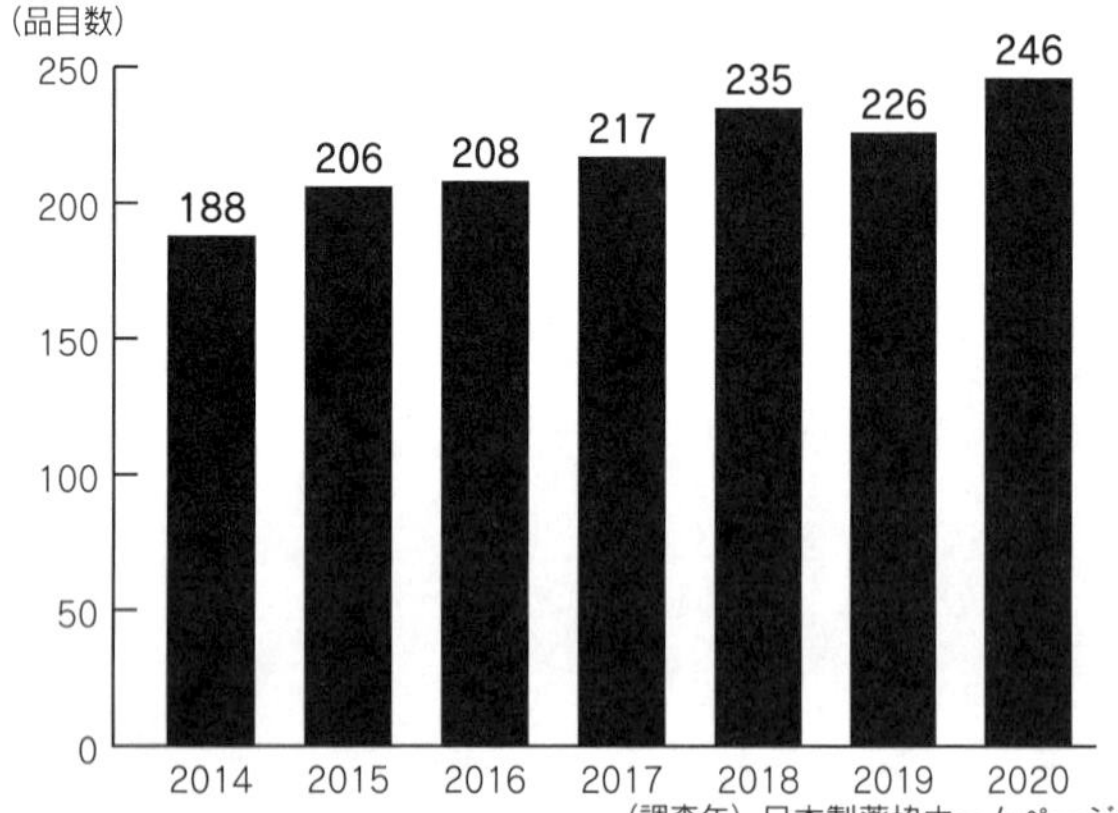

日本製薬協ホームページ

	2016年		2020年
国内未承認薬合計	117品目	➡	176品目
国内未承認薬の割合	56%		72%

社会問題化したドラッグラグ

ここまで何回か出てきた「ドラッグラグ」について説明しよう。「ラグ」とは「遅延」を意味する。ジェットラグなら聞いたことがある人もいるだろう。国際線の飛行機に乗った人が、到着地の時間に順応できないままになる時差ボケを意味する。「ドラッグラグ」とはつまり、薬が入手、使用できる時期の遅れだ。海外で使われている薬が、日本で承認されて使えるようになるまでの「時間差」を指す。海外で評判になっていても、日

ドラッグラグの再来か？

好ましくない政策変更の結果、世界的に販売される新薬が
日本で上市（市場に出る）されるスピードは確実に低下している

世界的に販売される新薬～日本と米国における承認・上市状況の比較
（2016年～2020年）

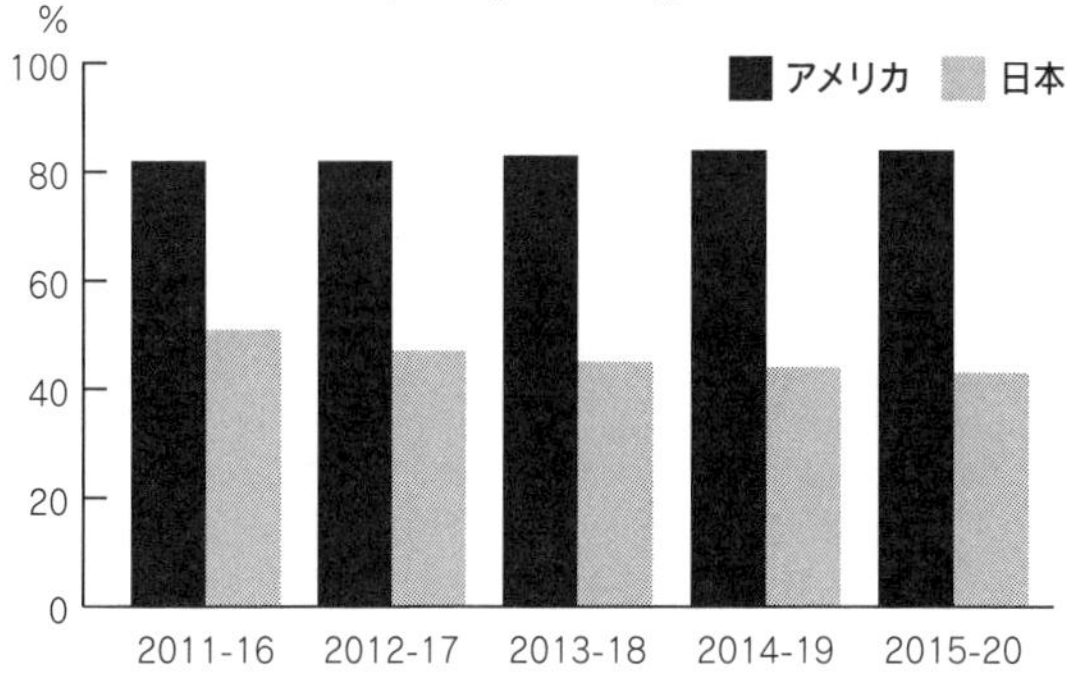

アメリカ研究製薬工業協会（PhRMA）のホームページより

本にはなかなか入ってこないことだ。

時間がかかっても入ってくるならいいが、日本では薬として未承認のままになるケースもある。このため日本で未承認の薬を使いたければ基本的に公的保険が適用されないため、先に紹介した患者のように、高額な医療費を自己負担せざるを得なくなる。

2005年ごろから、いわゆる「ドラッグラグ」が広がり、社会問題化した。多くの患者が外国に行って治療を受けざるを得なくなった。

そこで「新薬創出等加算」（注1）が試験的に導入された。薬価改定時に一定の条件を満たした新薬には特許が切れるまで薬価を維持し、下がりにくくする仕組みだ。また厚労省の中に「医療上の必要性の高い未承認薬・適応外薬検討会議」（注2）が設けられた。承認を求める薬について集中的な論議が行われている。ドラッグラグはかなり改善されたとの評価もある。

（注1）新薬創出・適応外薬解消等促進加算のこと。薬価改定時に一定の条件を満たした新薬に与えられる加算。医薬品の特許が切れるまで薬価を維持したり、下がりにくくしたりすることで、革新的新薬の創出や、海外で承認されているものの日本では承認されていない未承認薬などの開発を促進することを目的に、２０１０年度の薬価制度改革で導入された。

（注2）「未承認薬」は、海外で承認されていながら、日本では承認されていない薬のこと。日本で医薬品として承認され使用されていても、海外での使い方が認められていない場合を「未承認適応（適応外使用）」という。

新薬承認までの時間がまた延びてきた

しかし専門家による調査で、この遅れ（ラグ）が最近、再び広がっていることが確認されている。

日本製薬工業協会の傘下にある研究機関、医薬産業政策研究所が２０２１年にまとめた「ドラッグ・ラグ：国内未承認薬の状況とその特徴」によれば、２０１０年代前期では欧米と日本の国内とで同年に承認された医薬品の品目の割合が17％あったが、２０１０年代後期になると12％に減っていた。

欧米承認後10年の水準を比較すると、２０１０年代前期では欧米で承認された品目の62％が日本国内で承認されていたのに、２０１０年代後期には54％まで水準が低下していた。同研究所では「国内未承認薬はドラッグラグの１つの側面であり、ドラッグラグ拡大の兆候が見られる」と結論づけている。

厚労省の援助を得て行われた「薬価制度抜本改革に係る医薬品開発環境および流通環境の実態調査研究」（研究代表者：北里大学薬学部成川《なるかわ》衛教授）でも、同じ傾向が出ている。

２００８年４月から２０２０年３月末までに日本国内で承認された２８８品目を対象に、アメリカとの承認ラグ（承認申請にかかる時間差）について調べた。

その結果、２００８年度は58・５カ月だったが、２０１９年度には17カ月へと大幅に短縮され、改善が進んだ。しかし、２０２０年度になると28カ月と、再び差が開いてしまった。

新型コロナウイルス感染症の影響も考えられるが、２０１８年度に実施された薬価制度改革と、それ以降の薬価改定を嫌気し、日本での開発優先順位を下げた企業が増えた影響が出ているとも見られている。

2018年、新薬加算を厳格化

2018年の改定の中心は、「新薬創出加算」の基準が厳しくなったことだ。新薬創出加算の対象品目が減らされ、企業ごとに革新的新薬創出への取り組みなどを点数化し、それに応じて加算率を段階的に設定する仕組みなども新たに導入された。この点数で上位25%に入った企業だけしか、薬価を維持することができなくなった。

新薬創出加算を受けられたのは314成分560品目で、前回16年度改定から3割以上減ったため、製薬会社側から強い反発が起きた。

この他にも医薬品の価格について日本では、たびたび制度が見直されている。複雑な寄木細工のようなものであり、全体像を見通すのは容易ではない。

例えば画期的な効能を持った新薬は、想定以上に販売高が増えると特許期間中でも薬価が引き下げられる。4章で紹介した抗がん剤オプジーボがその典型だ。高価なままで、多くの人が使うと、財政負担につながるためだ。

これは「市場拡大再算定」「特例拡大再算定」と呼ばれる制度で、年間販売額が1000億円超かつ予想の1・5倍以上になると最大25%引き下げ、さらに1500億円超かつ予想の1・3倍以上になると最大50%引き下げられる。

再算定は2年に1回だが、2018年度からは市場が急拡大した医薬品の薬価を、頻繁に引き下げる仕組みも導入された。

市場規模が350億円を超えたものが対象で、年4回ある新薬の薬価収載のタイミングに合わせ、市場拡大再算定のルールに従って薬価の引き下げが行われる。

このほか用法用量変化再算定と効能変化再算定というのもある。「用法用量変化再算定」は用法・用量に変更があった医薬品が対象となる。「効能変化再算定」は主な効能が変わった医薬品が対象だ。

費用対効果評価とは

説明するのが難しい制度ばかりだが、「費用対効果評価」という基準もある。

厚労省は2019年度から、薬価にこの「費用対効果評価」を本格運用している。「医薬品や医療機器が効果に見合った価格に設定されているか」を検討するものだ。患者の健康寿命を500万円以下のコストで1年延ばせれば、費用対効果がいいと判断され、逆に500万円を超えると費用対効果が悪いとされ、薬価は段階的に引き下げられる。がんの治療薬については750万円が基準値となる。

効き目を正確に評価できるのか、その評価結果を価格に反映させるべきなのかは議論が分かれる。

薬価にはまた、「道連れ再算定」というルールもある。他社の類似製品が市場拡大に伴う薬価再算定の対象になった場合、似た薬理作用を持つ医薬品についても引き下げの対象にするというものだ。「道連れ」とはよく言ったものだが、道連れにされた方はたまったものではないだろう。

これについては、アメリカの製薬大手メルクの日本法人MSDが2021年7月に記者会見を開き、同社の看板薬である免疫チェックポイント阻害薬の「キイトルーダ」が、「道連れ再算定」で値下げとなったとして制度の見直しを求めたことがある。今も製薬会社からの反発が強い。

この薬は、がん細胞が免疫細胞から逃れる仕組みを妨げて、免疫細胞による攻撃を促すものだという。（「薬価でメーカーをいじめるな！　大手が『泣きの会見』のわけ」『日経ビジネス』2021年7月29日）

「隙あらば、即、価格引き下げ」。簡単にいうと、これが日本の薬価制度の特色といえよう。

新薬開発で中国に出遅れ

日本の薬価システムについては、日本国内からもさまざまな意見が出されているが、PhRMA（アメリカ研究製薬工業協会）も積極的に発言している。

アメリカで事業を行っている主要な研究開発志向型製薬企業とバイオテクノロジー企業を代表する団体で、1958年に発足した。日本語のホームページを持ち、積極的に情報発信をしている。

PhRMAは、日本の医薬品を巡る環境について「透明性の欠如と頻繁なルール変更があり、日本市場の魅力が急速に低下している」と主張している。日本は、医薬品後進国になりつつあるのだろうか。

PhRMAの発表によれば、中国で治験段階にある新薬の数は、2016年の881件から20年には3003件と急拡大した。日本は1127件から1319件と横ばいにとどまっている。

バイオ医薬品など次世代技術を使った新薬開発の数は2020年にアメリカが約1万3000件なのに対して、中国は約3000件、日本は1300件と大きく出遅れている。

医薬品市場の成長率は日本のみマイナス

そのＰｈＲＭＡが、２０２１年10月28日、オンライン記者会見を開いた。会見に参加したＩＱＶＩＡジャパン（東京都港区）の高山莉理子氏は、２０２１年以降、先進10カ国における医薬品市場の成長予測がマイナスになるのは日本のみだとの見通しを発表した。

高山氏の分析は、以下のようにまとめることができるだろう。

高齢化が進む国では、自然に医薬品市場は成長するものだ。しかし、日本に限っては薬価改定が毎年実施されることによって、その成長分が根こそぎ削り取られ、先進国の中で唯一のマイナス成長の市場となった。２０２２〜26年で見ても市場成長率が年平均マイナス２％〜プラス１％と、低い数字を予測している。

そして、医薬品の特許権に対するさらなる薬価の締めつけが続くと、「企業体力を奪い、次世代新薬のための投資が十分に行えなくなるのではないかという懸念がある」（高山氏）として、日本の薬価決定システムの問題点に言及した。

イノベーションが正当に評価されていない

高山氏に続いて会見を行ったジェームス・フェリシアーノＰｈＲＭＡ在日執行委員会委

員長は、日本語で語りだした。高山氏の分析を踏まえ、厳しい調子が目立った。

フェリシアーノ氏は、現在の日本の医薬品市場は魅力的とは言い難い状況だと前置きした上で、「たび重なる薬価ルール改定により、実際はイノベーションの評価と薬価引き下げのバランスが取れていない」と批判した。

そして革新性・有用性の高い効能を薬価制度に反映するよう求めた。厚労省は、ドラッグラグなどの解消のため「新薬創出等加算」を導入しているが、この対象をさらに広げることや、再算定時の引き下げ率を緩和することなどだ。

フェリシアーノ氏は、世界中の製薬企業が競って新薬の研究開発及び製造販売を行える魅力的な医薬品市場を形成することが重要だと強調し、「研究開発の成功に見合った対価の回収ができ、それが予見できる創薬イノベーションエコシステム（注）の構築が求められ、さらなる経済成長にもつながる」と強調した。

最近は副作用を軽減したり、使いやすくしたりするため医薬品開発にバイオテクノロジーが使われ、開発費も桁違いにかかるようになった。

ところが日本では再三にわたり薬価制度改革が行われた結果、新薬が市場に出ても研究開発費の回収が難しくなるケースが出ている。日本では薬価は基本的に下げられる。これが続けば、アメリカの製薬メーカーは意欲をなくし、日本への参入を諦めてしまう。

こういった現状を踏まえPhRMAは、日本がバイオ医薬品分野でイノベーションの最前線にとどまるためとして、次の4項目を提言している。
1、イノベーションを正当に評価する予見性・透明性の高い薬価制度の確立
2、通常の承認審査の迅速化、ならびに新たな迅速承認制度の採用
3、デジタル技術の向上と世界標準データの導入で、医薬品開発のスピード、予見性・安全性を向上
4、共通の目的に向け、対話の機会を増やし、官民の協力を促進
薬価のあり方については岸田文雄首相も、2022年3月14日の参院予算委員会で答弁している。「イノベーション推進と国民皆保険制度の持続性、この両立のため、両者のバランスを取りながら見直しを行っている」と言及しているが、年々このバランスは崩れているのではないか。
(注)エコシステムとは、ライフサイエンスの革新的なイノベーションにより、新たな産業プラットフォームが構築され、次世代の産業成長力を生み出すという好ましい循環のこと。

日本国内からもドラッグラグを懸念する声

もちろん日本国内からもドラッグラグの再燃を懸念する声が上がっている。

すでに紹介した日本製薬工業協会（東京都中央区）の岡田安史会長が2022年1月20日、新年の記者会見で言及している。

岡田氏はこの中で、欧米で認可を得た新薬のうち7割超が日本国内で未承認との調査結果を明らかにした。縮小傾向にある日本市場の優先度が下がっているためとして、「（欧米に比べて新薬投入が遅れる）ドラッグラグの兆しがある」と明言した。

また岡田会長は会見で、新薬の薬価に関するPhRMAのデータを示し「一目瞭然、欧米ではその価値が守られ、日本では引き下げられているというのが実態」と語った。

会見の中では、欧米では直近の5年間で246品目が承認されたが、日本ではそのうちの72％にあたる176品目が未承認のままになっていることも説明された。

新薬は近年、海外のベンチャーや大学の研究機関発のものが多くなっている。「日本の中で無承認薬が増加する傾向は、日本市場の魅力度が低下し優先順位が落ちていることの表れではないかというふうに考えています」（岡田氏）と警鐘を鳴らした。

そして「従来の延長線上の薬剤費の引き下げを継続する。そういったことはまさに限界を迎えているということを直視しなければいけない」とまで言い切っている。薬価の引き下げに依存して、膨らむ医療費を抑えようという考えだけでは、日本がますます薬後進国になりかねないという警告だ。

民間からも活発な提言が

薬価を考え直そうという動きは民間からも活発化している。

薬価や医薬品流通の政策提言を行ってきた「薬価流通政策研究会（通称＝くすり未来塾）」は、薬として承認されたあと数年間は、メーカーが価格を自由に設定して販売を可能にする「企業届け出価格制度」を提言している。

ごくおおざっぱにいえば、自由価格で数年間が経過した後は中医協で薬価を算定し直すが、その際には実際に使われたデータが蓄積されているので臨床経験も積み重なっている。臨床評価のデータを取ってもらい、費用対効果も含めて算定するという。

また21世紀の日本が直面する課題について議論を深め、政策提言をしている新時代戦略研究所（ＩＮＥＳ）も薬価のあり方に大胆な提案をしている。

同研究所の「新薬イノベーション研究会」がまとめたもので、マクロ経済スライドを利用して薬価を増減させることをうたっている。

マクロ経済スライドは、われわれの年金額を決める時に使われる。物価・賃金の上昇・下落などを反映させて、金額を微調整する仕組みを指す。

医療費の膨張に制限をかけるだけでなく、従来から存在する薬や後発品、成熟した医薬品の薬価を下げることで、画期的な新薬の薬価を保護する。薬価にメリハリをつけ、高額化が進む画期的な新薬が日本で開発、流通しやすくする仕組みを目指している。

メンバーには薬価に関する著作のある小黒一正法政大学教授らが参加、武田薬品工（東京都中央区）、ノバルティスファーマ（東京都港区）なども協賛企業として名を連ねている。報告書はホームページで公開されている。

コロナ禍が落ち着いたあと、将来海外で開発された新薬が日本に入りやすくするための提言であり、関心を持ちたい。

経済安保の対象となっている医薬品

日本政府が力を入れる経済安保。国の安定を揺るがしかねない「経済面の脅威」に備える意味がある。欧米では、すでに取り組んでいる国も多い。

念頭に置いているのは、もちろん中国だ。アメリカと、中国・ロシアの対立が深まる中、日本の基幹インフラに対するサイバー攻撃や先端技術の流出の危険性が高まっている。その危険をあらかじめ予想し、対応しておこうというのが狙いだ。コロナ禍で、マスクや医薬品、半導体の不足が拡大し、日常生活や産業での必需品が、思っている以上にほかの国に大きく依存している現実を認識したはずだ。

必要な品物を外国から輸入していると、いざ戦争などの事態が起きた場合、品物が枯渇し、パニックを引き起こすことも考えられる。

2022年に成立した経済安保推進法には4つの柱があり、政府が企業や研究者などに対し、支援や規制を行う内容になっている。

1　供給網を確保する必要がある重要な物資を指定し、国は特定の国に依存しすぎていないかなどを調査。企業は計画を出し、確保に資すると認定されれば助成が受けられる。

2　サイバー攻撃などで、電気やガスといった基幹インフラの提供が損なわれないよう、対象の企業は、重要な設備を導入する際に国から事前審査を受けなければならない。

3　先端技術の開発に官民が一体となって取り組むため、国が必要な情報提供や資金面で支援をし、企業側にも守秘義務を課す。

4　軍事技術に転用されかねないような特許の出願内容を非公開にし、その代わりに国が補償する。

特定重要物資の指定に際しては、「物資の重要性」と「供給途絶リスク」の2点を考慮することになっており、医薬品も含まれる。

日本で新型コロナウイルス感染者が確認されたのは2020年1月だった。その後、報道が広がり、マスクやトイレットペーパーが店頭から姿を消した。トイレットペーパーは日本国内で生産されているため、まもなく供給は安定したが、マスクの供給は長く不安定で、店頭からすぐ消える毎日が続いた。

中国製のマスクが国内で流通しているマスクの7割を占めていたためであり、現在は国内での生産を大幅に増やしている。

医薬品の原薬を国内生産にシフトさせることが当面の課題となりそうだが、コストや効率などの面から採算が合わなくなる可能性もある。

アメリカの巨大企業、次の狙いはヘルスケア

世界ＧＤＰの10％を占めるといわれるヘルスケア支出。その巨大な市場を狙うＧＡＦＡ（グーグル、アマゾン、フェイスブック―現メタ、アップル）による動きがいっそう活発化している。コロナ禍で健康への関心が高まる一方、在宅で受ける医療が増えると予想しているのだろう。規制が多く、改革のテンポが遅い日本の医療システムは、ガラパゴス化してしまうかもしれない。

２０２２年2月、アマゾンはアメリカでヘルスケア事業「Ａｍａｚｏｎ Ｃａｒｅ（アマゾン ケア）」を開始した。２０１９年に米アマゾン社員を対象に始めたパイロット事業を、本格的に展開するものだ。

Ａｍａｚｏｎ Ｃａｒｅは、遠隔医療と訪問医療を提供する医療サービスである。利用者は、医師による遠隔相談を受けられるほか、看護師の訪問によるコロナ検査やワクチン接種サービスを受けることができる。

物理的な制約を受けない遠隔医療サービスはすでにアメリカ全土で行われている。ただ、訪問サービスを利用できるのはアマゾンが本拠地を構えるシアトルなど8都市に限定されていた。２０２２年中にはニューヨーク、サンフランシスコ、マイアミ、シカゴを含め20

都市まで拡大する。

グーグル、アップルも進出図る

アマゾンだけでなく、他のGAFA企業でもヘルスケア分野の動きが活発化している。グーグルは2021年1月に、ウェアラブルメーカー「Fitbit」を買収した。世界のウェアラブル市場で5番目のブランドだ。

またグーグルは、アメリカのボストンを拠点とする医療機関と提携し、医療データ検索ツール「Google Care Studio」の試験運用を実施すると発表した。これは、医療関係者が患者の医療記録にアクセスできる検索ツールで、医療プロセスの効率化・迅速化が期待されるものだ。

グーグルは2021年8月、近くにある病院の場所とレビューなどを検索できるヘルスケア用新ツールを発表している。病院の場所だけでなく、患者による病院利用の評価やアメリカの公的医療保険制度である「Medicare」の利用可否などの情報も検索できるようになった。

世界のウェアラブル市場において最大シェアを占めているのは、アップルだ。2021

年10～12月期のウェアラブルデバイス総出荷台数は1億7102万台となった。このうちアップルの市場シェアは34・9％に上る。アップルウォッチは、単なる時計ではなく健康管理のツールとしてさらに普及するだろう。

中国映画に見る中国とインドの薬事情

医療品市場においては中国の台頭も著しい。中国の薬事情がよく分かる映画がある。

2017年に製作された中国映画『我不是药神』（薬の神じゃない！）で、中国国内で大ヒットし、日本でも公開された。この本を書いている2022年4月現在、動画サイトのネットフリックスでも見ることができる。5年前の作品がいまだに見られるのは、内容に普遍性があり、見る人が多い証拠だろう。

約2時間だが、インドの事情もよく分かる。

主人公のチョン・ヨン（程勇）は、保健薬（男性向けの強壮薬）を売る小さな店の主人だった。自堕落で店の家賃さえ払えず、妻にも見放され、息子とも自由に会えなくなる。

そんな時、「血液のがん」である慢性骨髄性白血病を患う男性が店を訪れる。国内で認可されている正規の治療薬が非常に高価なため、より安価で成分がほぼ同じインドの薬品を代理購入してほしいと頼み込んできたのだ。国内で4万元（現在のレートで約80万円）という高値で販売されていた治療薬は、インドからであれば格安で買えた。ニセ薬ではなく、正規な薬の成分を調べ、それをコピーしたもので、効果があった。なぜインドで先発薬の特許が切れていない薬のコピーが可能だったのかは、後で説明することにする。

輸入薬を5000元（約10万円）で販売すると、噂を聞いた患者やその家族がチョン・ヨンのもとに殺到した。チョン・ヨンは、依頼人の男のほか、娘が白血病で、患者が集まるネット上コミュニティの管理人も務める女性、英語が話せる牧師らを巻き込んで、事業を拡大していった。

密輸入事件が、改革促す

事業は順調に見えたが、この薬を中国に輸出していたスイスの企業が警察に捜査を依頼し、チョン・ヨンらに対する内偵が始まった。身の危険を感じたチョン・ヨンはグループの解散を決意するが、患者たちが命がけで薬を求める様子を見て、事業を再開する。価格も500元と、仕入れ値以下の赤字販売をした。遂に警察の強制捜査を受け逮捕され、密輸などの罪で5年の刑を宣告される。

この映画は2014年に中国で実際に起きた「陸勇事件」がモデルだ。映画とはやや違うが、白血病患者だった陸勇という男性が、治療薬を個人輸入して、知人にも分けたことが「ニセ薬を販売した」として罪に問われた。

この事件は中国の医療制度に思わぬ影響を及ぼす。映画が告発したのは、高額な医療の実態や、貧しい人びとが十分な治療を受けられない中国社会の矛盾だった。中国政府も動かざるを得なくなった。

チョン・ヨンは減刑され、3年で出所する。そしてエンドロールで、中国の医療がどう変わったかが流れる。

ここが重要だ。それによれば、中国では2014年11月に薬価の見直しが始まった。翌年には医薬品と医療機器の価格が見直された。2018年、中国政府は輸入抗がん剤にかけていた関税を撤廃した。

これらの改革により、2002年に30%だった中国国内の白血病患者の生存率は、2018年には85%に上がったという。

品質面で進歩を遂げた中国

中国製品といえば、いまだに安かろう、悪かろうのイメージがつきまとうが、製薬業に関しては、違った様相を見せている。映画にもなった陸勇事件をきっかけに中国の薬事制度改革が進んだからだ。

最近の事情について書かれた書籍などが見つからなかったため、川本バイオビジネス弁理士事務所と中国の事情に詳しい増満工将《ますみつこうすけ》さんの講演映像（注）を参考にさせてもらった。

中国では、すでに使われているジェネリック薬も含めて品質面で先発品との同等性を示すデータの提出を求めるようになった。ジェネリック医薬品の臨床試験や承認に関するガイドラインは年々厳しくなっており、アメリカのＦＤＡ（食品医薬品局）基準に近いものになっている。

そして、大きな影響を与えたのが通称「４＋７」といわれる、一部の医薬品を対象とした購入量保証付きの一括購入制度だ。中国の４つの直轄市と７つの大都市や主要都市で行われたので、この名前がついている。政府が購入量を企業に対して保証する見返りに、大幅な薬価の引き下げを求める制度だ。

これにより平均薬価は半額になった。これら一連の薬事制度改革で、ジェネリック業界は再編が進み、２０１５年の６０００社が、わずか1年で４０００社にまで減少した。製薬会社は経営の安定を図るため、ジェネリック薬だけではなく新薬にも挑戦している。

（注）https://www.kawamotobbp.jp/　https://spc.jst.go.jp/event/crc_study/study-136.html

すでに日本を追い抜いた中国の製薬業界

中国の医薬品業界は今どうなっているのか。

経済安全保障で日本政府が意識している中国は、日本を抜いて、すでに世界3位の医薬品大国に成長している。調査会社のIQVIAが2021年12月に発表した最新の医薬品市場予測レポートによれば、21年時点でトップはアメリカで5804億ドル、2位の中国は1694億ドル、3番目が日本で854億ドルだ。すでに中国に規模で抜かれている。2026年になればドイツにも抜かれる見通しだ。

同じ調査による市場の伸び率で見ても、日本市場の縮小ぶりははっきりしている。アメリカは年平均4・9％成長、2位の中国も年平均6・1％の伸びだった。これに対して日本の医薬品市場は、最近5年間の成長率は年平均マイナス0・5％となっていた。順位でもすでに中国に抜かれているが、成長率でも中国に大きく水をあけられている。

ジェネリック薬で見ても、中国はアメリカ、欧州に次ぐ3位に浮上している。中国は医薬品原料や中間体、医薬品そのものの生産量も多く、かつ消費量も多い一大マーケットに成長している。

中国の代表的なジェネリック医薬品メーカーに恒瑞医薬がある。ジェネリックを手がけていたが、その後新薬にも進出した。２０１１年に自主開発による鎮痛抗炎症剤の新薬を発売した。がんと手術領域をターゲットに発展している。

中国のメーカーは積極的な海外進出も図っている。投資家の支援を受けた新興勢力のバイオベンチャーも数多く出てきている。バイオ医薬品は、中国政府が15年に打ち出した産業振興の国家プロジェクト「中国製造２０２５」（注）で対象に指定した主要分野の１つだ。

（注）習近平指導部が掲げる産業政策で、次世代情報技術や新エネルギー車など10の重点分野と23の品目を設定し、製造業の高度化を目指す。

インドでは、なぜコピー薬が合法だったのか

世界の薬局ともいわれるインドは、世界のワクチンの6割を製造するなど、近年存在感を増している。具体的な内容について触れる前に、中国の項で紹介した中国映画『我不是药神』のことをちょっと思い出していただきたい。

医薬品市場（米国を100とした指数）

	2016		2021		2026	
1	米国	100	米国	100	米国	100
2	中国	27.6	中国	29.2	中国	29.3
3	**日本**	**19.2**	**日本**	**14.7**	ドイツ	12.3
4	ドイツ	10.5	ドイツ	11.1	**日本**	**11.9**

IQVIA「The Global Use of Medicines 2022 OUTLOOK TO 2026」をもとに作成

映画の中で、インドは白血病に効果のある薬をコピーし、海外に輸出していた。実はインドではこれは合法だった。

医薬品には特許がつきものだ、もう一度おさらいしてみよう。主に3種類の特許が認められている。

まずは、研究開発した医薬品の有効成分自体に特許を与える「物質特許」。その有効成分となる新たな物質を作る方法に与える「製法特許」。既知の物質を全く新たな方法で使う「用途特許」だ。

この特許によって一定期間新薬の権利は守られ、他の会社が同じ薬を作れなくなる。開発した会社は、開発にかけた費用を回収することが可能になる。

しかし、インドでは1970年に医薬品に「物質特許」を認めないという独自の特許法を成立させた。

これによって、インド国内の製薬会社は、先進国の製薬会社が開発した薬の有効成分を独自の製法で製造すれば、インド国内で合法的に医薬品の製造をすることができた。

ジェネリック薬で製薬王国に成長

膨大な時間と労力をかけて開発された薬を簡単にコピーできるわけがないと思うかもしれない。インドのメーカーは先発薬を入手し、それを独自のノウハウで分析してコピーしていた。その一端は、3章で紹介した『ジェネリック医薬品の不都合な真実』という本に描かれている。他の国から見たら違法コピーだが、価格が安いインドの薬は、発展途上国の間で人気が高く、瞬く間にインドは製薬王国として成長した。

1995年にWTO（世界貿易機関）が設立され、インドも1995年に加盟した。WTO加盟国に課されるTRIPS協定（貿易に関連する知的財産権についての協定）を遵守することが義務づけられ、移行猶予期限が切れた2005年に、インドは国内の法律を改正し、医薬品への「物質特許」が導入された。これで薬の「模倣の時代」は幕を下ろすことになる。ただし諸外国とは異なる、特色ある条項が盛り込まれていた。これまで知られていない、全く新しい物質を発見した場合のみ物質特許とするということだ。

これによって、先進国の製薬会社が研究している、既存物質の形態を少し変えて新規物質とする特許が、インドでは認められない。物質特許が導入された後も、インド国内で海外の製薬会社はなかなか特許を取得できない。この結果、インドの製薬会社がジェネリック医薬品を合法的に作りやすい状態が続いているという。

ワクチンでも存在感示すインド

インドは、現在生産量ベースで世界トップクラスの医薬品製造国となっている。また世界最大のジェネリック医薬品供給国になっており、世界のジェネリック医薬品の約20％を供給している。

近年では、大型医薬品の特許失効と先進国の医療費抑制政策を追い風に、ジェネリック医薬品輸出国として、さらに存在感を高めている。インドの医薬品総輸出の30％以上は最大の輸出先であるアメリカ向けだ。さらにインドは世界最大のワクチン製造国であり、世界のワクチン需要の50％以上を満たしている（上池あつ子「『世界の薬局』インドのワクチン開発・分配戦略」『外交』66号）。

人件費の安さも強みだ。労働コストは先進国の6分の1程度、インドで化学を学んだ人は、アメリカの6倍にもなる。医薬品製造の機器や建設コストも安い（広瀬崇子他『現代

インドを知るための60章』明石書店）

この潜在力に目をつけた日本の大手製薬メーカー第一三共が、インドの製薬企業ランバクシーを買収したのは2008年のことだ。大型買収として、日本でも大きく報道された。しかし、ランバクシーは、品質問題を起こしてアメリカへの輸出ができなくなり、資金繰りが悪化し、結局売却された。

インドを「世界の薬局」と呼んだのはナレンドラ・モディ首相だ。新型コロナウイルスの感染拡大の際に、多くの必要な医薬品を多くの国に送っている。

先に触れた大手製薬会社ランバクシーのデータ捏造事件もあり、インドの医薬品の信頼度は今ひとつだったが、国内にある豊富な製造拠点と低コストの熟練した人材により、インドは医薬品製造の拠点として浮上しており、業界は成長軌道に乗っている。

世界の薬局インドには、コロナ禍も追い風

さらに、世界的な新型コロナウイルスの流行も、インドには追い風だ。

インドの医薬品生産は，中国からの原薬輸入に依存している。中でも抗生物質原薬の輸入依存度は、9割以上になる。

中国で製造される原薬はインドよりも安いが、コロナ禍で輸入が滞った。このためインド政府は、この機会を利用してインド国内に専用の工業団地を建設するなど、原薬の国産化を進めている。モディ首相も「インドは世界の薬局になる」と宣言し、中国を追い上げている。

インドは新型コロナウイルス感染症が大流行したものの、得意のワクチン製造技術を生かして、コロナワクチンを製造、周辺国に無償で配布した。中国も、自国生産のワクチンを関係国に無償で配布しており、インドと競争することになった。

日本はどうだろう。残念ながら、日本国内で研究開発を行い、そのデータを厚労省や専門機関であるPMDA（医薬品医療機器総合機構）に提出して、正式に承認されたワクチンはまだ登場していない。

6章　薬局、薬剤師は生き残れるか

衝撃！「さくら薬局」グループが事業再生へ

２０２２年早々、薬局業界を揺るがすニュースが飛び出した。

クラフト（東京都千代田区）という調剤薬局チェーンの会社とそのグループ会社８社が、事業再生ＡＤＲ（注）を申請したのだ。社名になじみは薄いが、「さくら薬局」という名前なら聞き覚えがあるだろう。

ピンクの看板の調剤薬局を全国で１０００店舗以上チェーン展開し、２０２１年３月期の売上高は１２３９億円に達する。グループの金融債務は１０００億円規模とみられる。新型コロナの影響で、病院離れが進み、売上が大きく落ち込んだのが原因だ。

「さくら薬局」は今後、事業を整理しながら、再建を目指すことになる。かつてはジャスダック市場にも上場していたが、２００８年に上場廃止後、Ｍ＆Ａ（合併、買収）による拡大路線に突っ走り、膨らむ負債を抱えきれなくなった。

中央社会保険医療協議会（中医協、厚労省の諮問機関）が公開している会議資料によると、２０１０年度以降で調剤薬局は約７０００店増加、19年度に約６万店となった。

目立つのが１法人で20店舗以上を持つ大手グループだ。スケールメリットを生かして、商品の仕入れ値の交渉を有利に進めやすく、利益を生み出しやすい。そのメリットをデジタル化など業務効率や、薬剤師のレベルアップに投資できる。自宅で療養中の患者に処方薬を配達したり、服薬状況を確認したりといった訪問型にも対応しやすい。

国は高齢化による医療費の急増に対して、医療費の削減や医療の効率向上に取り組んでいる。同時に2年に1度、診療報酬とともに見直される調剤報酬を通じて、薬局の進む方向を示している。大きな流れは「モノ」から「ヒト」へだ。在宅の患者を含め、患者と対応する多彩な体制、設備を整えた薬局には調剤報酬が手厚くなっている。

（注）経産相の認定を受けた公正・中立な第三者が関与することにより、過大な債務を負った事業者が法的整理手続によらずに債権者の協力を得ながら事業再生を図る制度。

身近な薬局、薬剤師に改革の波が

2020年から続くコロナ禍で、身近な存在である薬局やそこで働く薬剤師を再評価し、より広い役割を果たしてもらおうという動きが出ている。

医療機関からの処方箋を受けつけるだけではない。かかりつけ薬剤師制度は、患者が薬剤師を指名し、毎回同じ薬剤師が「かかりつけ薬剤師」として担当するものだ。

「健康サポート薬局」は、その地域に住む人たちが健康で豊かな生活を送れるよう、積極的に支援する機能を持った薬局を指す。薬剤師や管理栄養士が栄養や運動のアドバイスを行える。

地域にある薬局を結びつける役割を担う「ハブ薬局」を設けようという論議も、厚労省内で始まっている。ハブ薬局は、個別薬局では対応等が難しいサービスの提供や実施、自治体や地域の薬剤師会等との連携の役割を担うという。

オンライン診療と服薬指導も始まっている。新型コロナウイルスの感染拡大を受けて、2020年4月に、規制が緩和された。「すべての疾患」「初診・再診」でも対応可能となった。パソコンやスマートフォンのビデオ通話機能を使って薬剤師から薬の説明を受け、ご自宅にいながら薬を受け取ることができる。薬は郵便などでも受け取れる。

あくまで流行期間中の特例措置だったが、2022年4月からは恒常的な法律となり、薬を受け取る方法として正式に認定された。

薬剤師訪問サービス（在宅医療）制度もある。薬剤師が自宅を訪問し、薬を持ってきて説明、服用管理の手伝いをする。

薬局、薬剤師の活動範囲が広がっているのは、医療機関の負担を少しでも減らし、国民の医療費削減に役立てようという狙いだ。

日本は先進国でトップの薬剤師の多さだが……

日本の薬剤師の数は過去20年で急激に増え、現在約31万人だ。人口10万人当たりの薬剤師数は190人とOECDで群を抜き、最も多い（注）。

日本では、患者に対する検査や診察などの医療行為はできないと法律で定められている。一方、アメリカの薬剤師は「予防接種」や簡単な「検査」「診療行為」を行うことができる。

アメリカのドラッグストアには店内に「インストア・クリニック（薬局内診療所）」を持つ店舗も多く、そのクリニックで上級資格の薬剤師や看護師が、インフルエンザの予防接種などの注射もしてくれる。地域に根差した医療機関として定着している。

アメリカの世論調査では常に「（アメリカで）最も信頼される職業」の上位に選ばれ、医師よりも上位に来ることもある。地域のヘルスケアの専門家として尊敬される存在なのだ（日野眞克『ドラッグストア拡大史』イースト・プレス）。

（注）「OECD Health Statistics 2021」による。2位はベルギーの127人。薬剤師免許を持ったすべての薬剤師の総数で、医薬品会社などで研究者などとして働いている人も含む。

人口10万人当たりの薬剤師数は群を抜いて多い

仕事をしている薬剤師、2009年と2019年（○が2009年。OECDのみ●が2019年）

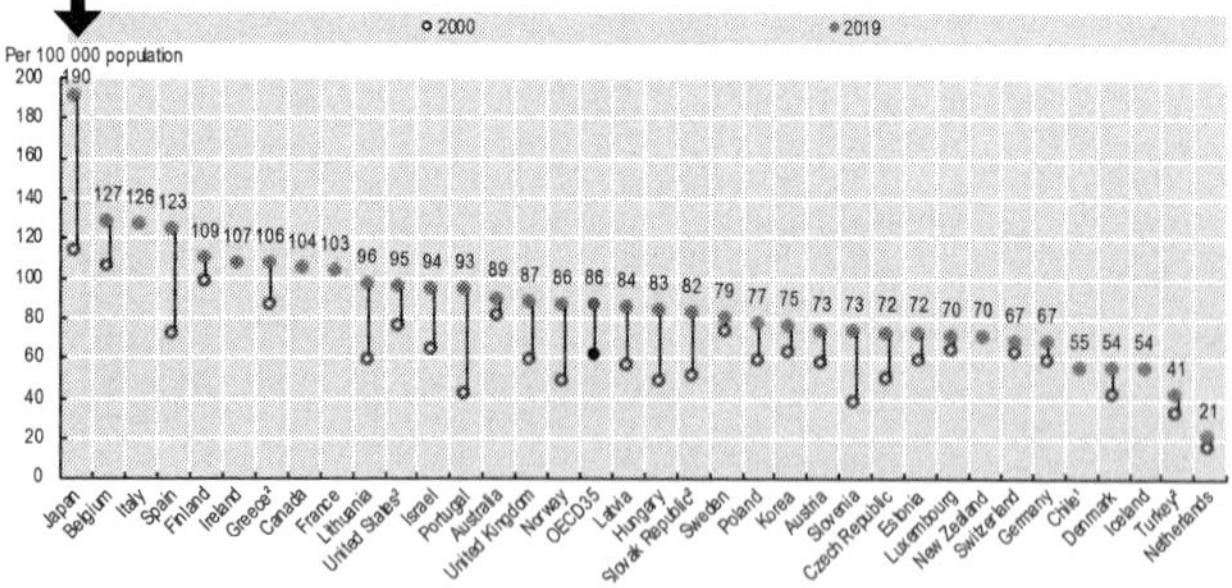

OECD報告書「図表で見る医療2021年版」

薬剤師の需給予測

（供給総数には職についてない人も含む）

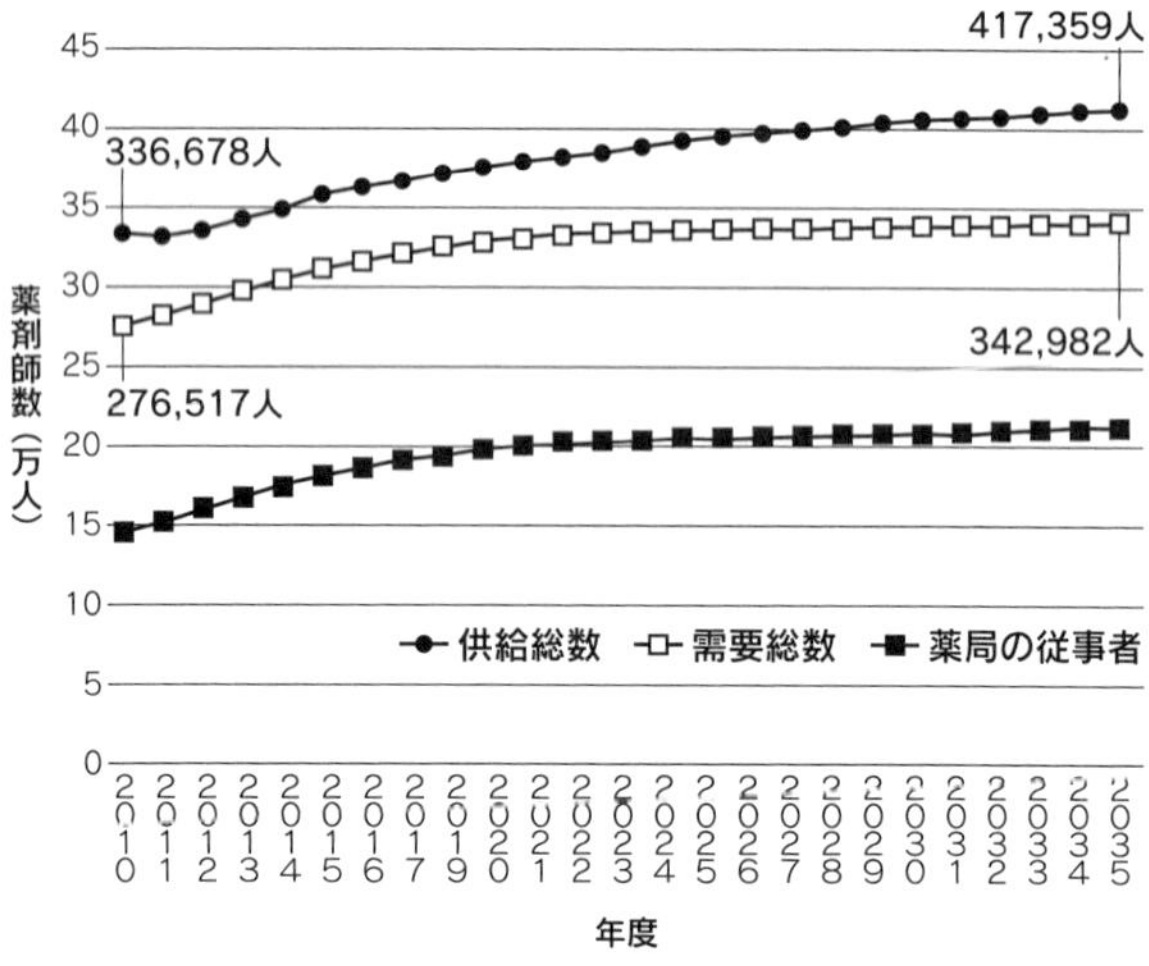

厚労省　薬剤師の需給予測に関する研究報告書（2019年）

薬局とドラッグストア、スーパー内の薬局、その違いは？

私が住んでいる埼玉県で、新聞にたくさんのチラシを入れてくる業種は2つだ。1つは学習塾。少子化で子どもの教育にお金をかける人が多いのだろう。もう1つは間違いなく、ドラッグストアだ。スーパー顔負けの豊富な品ぞろえに加えて、一般の医薬品の値段も安い。私のように目薬や皮膚の薬をよく買う人間には、便利な店である。

私たちがよく耳にする「薬局」とドラッグストアは、似ているようで違う。

薬局は、病院で出された処方箋に基づいて医療医薬品を取り扱うことができる。店舗名に「薬局」という文字を入れるためには、薬剤師が常駐しており、薬を調剤する調剤室が併設されている必要がある。また、これまで書いてきたように、薬の価格は国によって決められている。薬局の中には、調剤薬だけでなく、市販薬（ＯＴＣ）の販売を行っている店舗もある。

ドラッグストアは、名前から分かるようにアメリカで拡大、そのノウハウを学んで日本でも急速に広がった業態だ。地方や大都市の郊外には、医薬品から生活用品、化粧品、食料品まで取りそろえる大型のドラッグストアが続々登場している。薬売り場には登録販売者（注）がいて、市販薬を販売する。

近年では、そのドラッグストアが、薬剤師が常駐する調剤薬局も併設するようになり、医師から処方された薬も受け取れるようになってきた。一般のスーパーでも調剤薬局を併設するところが増えている。

2022年4月に千葉県旭市にオープンした「イオン薬局旭中央店」は、調剤時間の効率化を図るため「調剤ロボット」を「錠剤」「粉薬」「シロップ剤」の3台導入した。最大で1000種の医薬品を自動で調剤できる。

患者が処方箋の写真をスマートフォンから送ることにより、薬の出来上がりを連絡するサービス「ポケットファーマシー」サービスも導入された。調剤を待つ間に買物や食事ができるもので、次世代の薬局の姿を感じさせる。

(注) 薬剤師は、医師が出した処方箋に沿って薬を調剤し、患者に説明、渡す。すべての医薬品を取り扱うことができる。登録販売者は、効果が高い分、副作用の危険も高い第1類医薬品は扱うことができず、第2類、第3類医薬品のみを扱うことができる。

医薬分業の始まり

医薬分業は、医療機関で診療を受けたあと、処方箋を外の薬局に持って行って、薬を受け取ることを指す。

医師が診察に専念し、薬局は患者に安全な薬を提供することで医療ミスを減らすためだ。ダブルチェックの意味がある。日本でもすっかり定着している。

実は、長い長い歴史がある。神聖ローマ帝国のフリードリヒ2世（1194〜1250年）が毒殺を恐れて、主治医の処方した薬を別の者にチェックさせたのが始まりと伝えられている。

日本では厚生省（当時）が、37のモデル国立病院に対して完全分業（院外処方箋受取率70％以上）を指示した1997年から急速に進み、2003年に初めて全国の院外処方箋受取率が50％を超えた。

2020年には院外処方箋受取率は75％を突破し、処方箋発行枚数は8億枚を超えている。

薬が患者に渡される窓口である薬局の姿も、年々変わってきている。

その中でも大きな病院などの前にあり、日々多数の処方箋が自然に持ち込まれる調剤薬局は「門前薬局」と呼ばれ、近年数が増えている。待っているだけで顧客が来店する。在庫を抱えるリスクが小さく、利益率も高いとされている。ふだんはあまり意識しないだろうが、今度病院に行ったあと、周辺を見回してほしい。有名な薬局チェーンが林立し、白衣の薬剤師さんたちが忙しく立ち回っているはずだ。

強まる薬局への風当たり

薬局は買収による事業拡大を図るところも増えており、現在はコンビニより多い6万店を超えている。これだけ増えたのは、やはり儲かるからだろう。

当然過当競争に陥るところも出てくる。2021年1〜11月の「調剤薬局」の倒産は26件（前年同期比62・5％増）と増加した。まだまだ数字としては少ないが、これまで最多だった2017年の17件を大幅に上回った。

調剤薬局間の競争が激化したほか、薬価の引き下げ、薬剤師不足など複合的な要因で経営が悪化し、倒産が高止まりしているためだ。

薬局の整理は、国レベルでも関心事になっている。

2021年11月26日に開かれた厚労省の中央社会保険医療協議会総会（中医協）では、こんなやりとりがあり、業界内の話題となった。

中医協は厚労省に設置された審議会等の1つだ。

報酬を受ける側（診療側委員）、報酬を支払う側（支払側委員）、公益を代表する側（公益委員）の3者によって構成され、論議を経て、診療報酬（医療機関等が行う診療行為やサービスに対する評価として公的医療保険から支払われる報酬）点数の改定案を、厚労相に答申する重要な役割を持っている。

公開されているこの日の議事録には、こうある。

松本委員　大手の門前薬局とか、先ほどから問題視されております敷地内薬局については、地域包括システムという中での妨げとなり、コロナ禍で患者に寄り添う薬局が求められる中で、望ましい形からはほど遠いものであるという認識です。

城守委員　地域に貢献するための薬局をどのようにつくることができるのか、いわゆるかかりつけ薬局であろうと思いますが、年々増加をして、現在6万もある薬局数というものに関しまして、いかにこのかかりつけ薬局という概念に基づいて適切な薬局数に収斂《しゅうれん》することができるのかどうかということ等について、これは大きな意味での医療政策を、中医協とは別の検討として、国でしっかりと検討していっていただきたいと思います。これは要望でございます。

松本委員は、健康保険組合連合会（健保連）の常任理事で、支払側の代表の1人、城守委員は、日本医師会常任理事であり、診療側の代表の1人だ。

なぜ薬局が増えることを、診療側も支払側も警戒するのか。薬局、薬剤師は多いに越したことはないと思われがちだが、実は違う。2人の発言にもあるように、門前薬局ばかりが増えても、地域医療を支える存在にならない。処方箋に従って、薬を渡すだけになっているのではないかという問題提起だ。

財務省も2019年に薬局と他業種の店舗数を比較するグラフを、国の予算を審議する財政制度等審議会に提出した。その場で「開設許可に需給面からの規制がなく、薬局数が増加。コンビニやガソリンスタンド、郵便局よりも多い」と問題視していた。

最先端の医療現場の一端をしっかりと担う

薬局側にも言い分があるはずだ。例えば大手調剤薬局、日本調剤（東京都千代田区）のホームページには、門前薬局について、こんな説明がある。

「大学病院など、高度医療を担い地域医療の中核としての役割を果たす大型総合病院の門前に構える薬局スタイルです。医療機関から発行された処方箋には重篤な症状に対して効果の高い薬が多いですが、その反面、副作用などのリスクも高く、患者さまに対して薬剤師による的確な服薬指導が必要となります。

必然的に薬局・薬剤師は高度で専門性の高い知識・技能、最高レベルの医療サービスの提供が求められます。こうした最先端の医療現場の一端をしっかりと担うことにより、患者さまや社会から求められる調剤薬局としての役割を発揮しています」

ただ、現実に門前薬局で薬をもらった経験でいえば、薬剤師さんは押し寄せる患者を裁くのが精一杯で、服薬指導をする十分な余裕はない。紙に印刷された薬の情報を読み上げ、それでおしまいというケースがほとんどだ。門前薬局について、こうした状況に対し、内閣府に設置された規制改革推進会議の議長としてオンライン診療の問題などに取り組んできた慶應義塾大学の夏野剛《たけし》特別招聘《しょうへい》教授は、こう疑問を投げかけている。

「門前薬局はうちの近くにもいっぱいあるが、結局は同じ薬を複数の窓口で出しているだけ。僕の子どもが『その薬は扱っていない』と言われ、他の薬局に行ってみると、どこも扱っておらず、結局『取り寄せるので、明日また来てくれ』ということになった。つまり、数としては多いのに、決められたことをやれば決められた収入があるので、全く競争の仕組みが機能していない」（2022年1月14日、「アベマプライム」）

数だけ多いが、十分に機能していない、門前薬局には特色がないというのだ。

大手薬局チェーンの言い分は？

薬局の適正数は、極めてデリケートな話題であり、数字が出ると反発も起きる。長く業界を取材してきた玉田慎二さんは、2020年に出版した著書の中で、厚労省などが、薬局を大幅に減らす腹案を持っていると明らかにしている。

「財務省の画策で残るのは『約2万8000薬局』。そして、厚労省がこっそり描くのは『2万薬局』。大体、数は収斂《しゅうれん》する。関係者が頭の中で〝妄想する〟必要な薬局数は、多くても『3万薬局』。やはり、今の5万9000薬局の『半分』というコトになる」（『医薬分業の光と影』ダイヤモンド社）。

そこで業界大手の調剤薬局チェーンに話を聞きに行った。答えてくれたのは薬剤師で、この会社の幹部の1人である。

――小児科などコロナのため病院を避ける傾向が広がり、処方箋が減って経営が苦しくなる薬局が増えているという報道がありますが、実感しますか。

幹部　そうですね。2020年の4月、5月はやはりこれまで経験したことがないくらい減りましたが、2022年になって、かなり戻ってきている状況にあります。ただコロナの終息後に、以前のような受診状況に戻るかは、まだ分かりません。今はオンラインでの服薬指導もあり、薬を必要な人に届ける大切さは変わりません。

――いわゆる門前薬局は、大きな病院の前にずらり並んでいてあまり、患者さんとのコミュニケーションもない。薬を渡すだけだというイメージを持たれている面があります。

幹部　そう思っている方もいるでしょうが、そういう受け止め方をされないよう薬剤師を育成したい。それが我々のミッションです。スタッフに話しているのは、あの薬剤師がいるから、あの薬局を選ぶという信頼関係が大切だということ。それがまた国が求めている、かかりつけ薬剤師の姿にも直結します。

薬剤師にはさまざまな制約もあります。そこを説明するのも薬剤師の課題です。自分の体験を踏まえて学会などで発表し論文化するなどして、エビデンス（根拠）を示して、世の中に自分たちの仕事ぶりを伝える努力も必要です。

――ジェネリック薬の流通が混乱しています。

幹部　ほとんどの患者さんは混乱についてはご存じない。弊社は1万4000アイテムほど医薬品を購入していますが、大体2割くらいが不安定。いつも患者さんが飲んでらっしゃったブランドでお出しできないということを、現場のスタッフが説明しています。患者さんは家に帰ってから、さらに薬について聞きたいと思うこともあります。そういった場合には、メールで質問を受けつけるなど細かく対応しています。本当に現場は困っています。この問題をもっと一般報道等で取り上げて、国民が広く知るところとなってほしい。

スタッフが学べ、体験を共有できる環境を用意する

——医薬品を届ける方法は、将来どう変わるでしょうか。

幹部　さまざまな方法を試しています。郵便局のゆうパックの当日配送やドローンなどです。コンビニのロッカー等を活用する方法も、現在、実証実験して検討しています。まださまざまな規制がありますが、1つ1つクリアしながらまずは道を開いておいて、大きな変化が来た時、すぐに対応しようと準備しています。

——2016年の規制緩和で、病院敷地内への薬局出店ができるようになりました。ただ、病院内出店は、薬局としての利益が得にくいともいわれています。

幹部　私たちは、不動産を確保して出店するというより、病院と連携を取りながら出店する方式を取ってきました。医薬分業率がもう75％超えている現状では、従来の出店方法は飽和状況にあります。敷地内に出店することは医師との距離も近くなり、薬剤師も刺激を受け、勉強になる。自分たちにもメリットが多いと感じています。

——薬剤師は過剰になるとの予測があります。薬剤師のあるべき姿をどう考えますか。

幹部　学生から採用された人たちには社会人研修を行い、その後3週間ほど薬剤師としての研修も行います。各店舗に配属した後に年間3回集めて、フォローアップ研修を実施し

薬局の店舗数は6万店、コンビニより多い

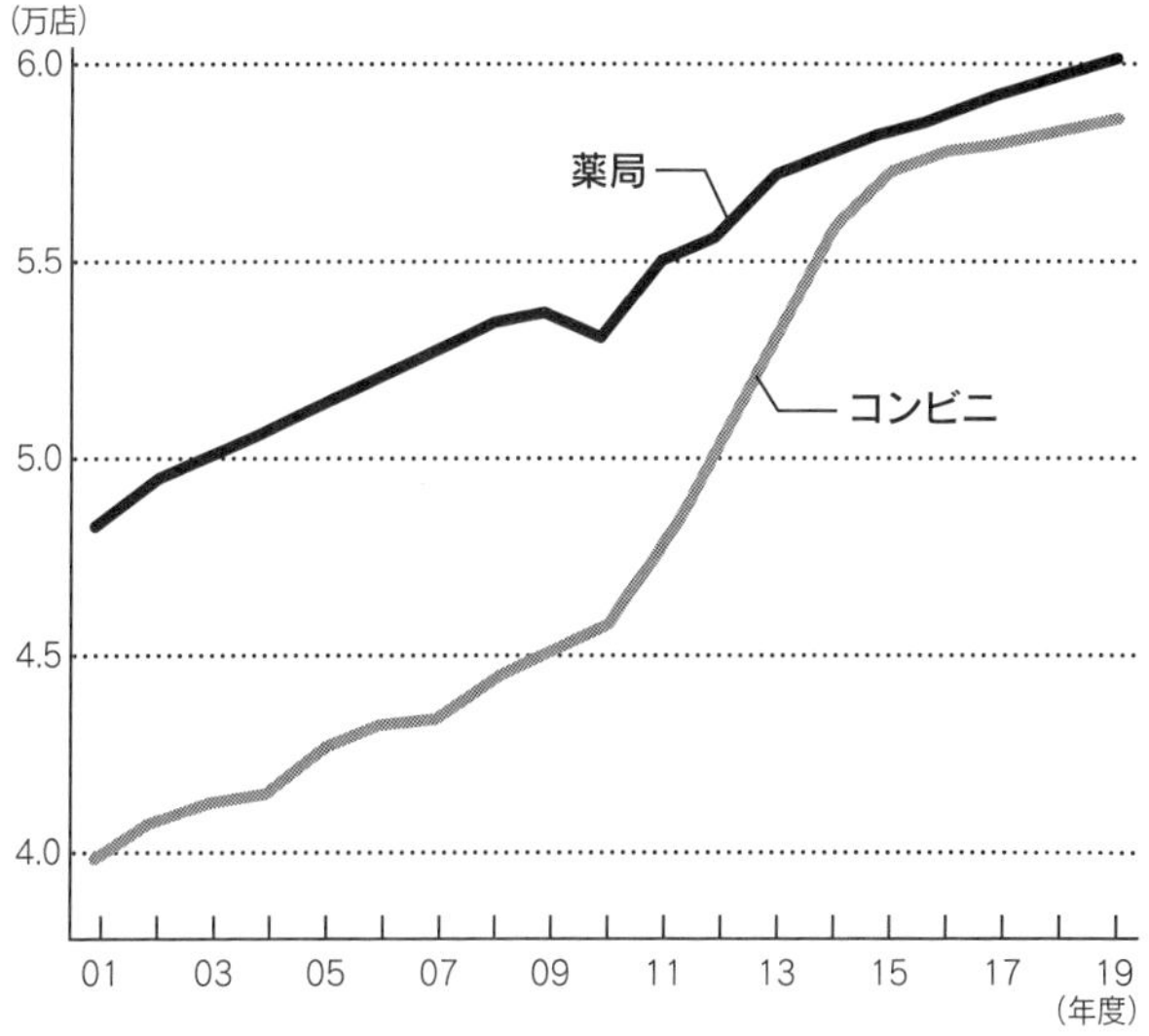

(出所)厚労省、日本フランチャイズチェーン協会

ています。

年次研修は入社10年目まで行っています。またスタッフ自身の携帯電話でも利用できる勉強ツールもたくさん用意しています。スタッフが薬剤師として結果が出せた仕事をした事例や、患者さんのリスクを回避した事例を集め、週に1回のペースで全店に配信しています。経験の浅いスタッフでも一生懸命読んで学べば、似たような事例に当たった時に役に立ちます。弊社で働く薬剤師を、さらに教育していくことで事業は成長してい

きます。人材育成は成長エンジンの1つになっていくはずです。

インタビューは40分ほど。将来を見据えて多様な出店スタイルに取り組み、店を支える薬剤師に知識と経験を積ませることを重視しているのが印象的だった。

薬剤師は「調剤薬局の未来」をどう考えているのか？

新型コロナウイルスの感染が収まらない。そんな中、調剤薬局はどのようなサービスを提供すべきなのだろうか？

愛知県犬山市にある薬剤師の転職情報メディア「ハッピーファーマシスト」が、コロナ禍の２０２０年暮れに現役薬剤師１０６人を対象に、「調剤薬局の将来性」について聞いた。

興味深いことに、食品や日用品を置くドラッグストアに将来性を感じる人が多いものの、超高齢化社会による在宅対応やオンラインによる服薬指導、セルフメディケーション（自主服薬）を重視する意見もあり、悩む姿も浮き彫りになった。

今後のサービスとして最も多く挙げられていたのが「オンライン服薬指導」と「在宅への対応」、第3位は「面対応」だった。

「新型コロナウイルスの感染拡大がきっかけとなり、オンライン診療や電話診療を求める患者さんがとても増えたと思う。それに伴い、患者さんの家に近いことやオンラインや電話での服薬指導が求められていると感じる」

「情報社会において薬をもらう作業に時間を取られるのは意味がない」「若い方は忙しい人が多いのでオンライン服薬指導が便利で好まれる」「在宅医療のほうが、薬局の処方箋調剤よりも加算点数が高く、利益をあげやすい」

3位の「面対応」は、特定の病院やクリニック（点）にだけ対応する門前薬局ではなく、幅広く処方箋を受けつけている調剤薬局を指す。

代表的な意見としては、「処方箋をさばくだけの門前薬局は今後、不要になると思う。かかりつけ薬局として存在するために、面対応は最低限しないといけないと思う」と門前薬局に疑問を呈するものが目についた。

ドラッグストアに魅力を感じるが

薬局は、資金力のある大手が、積極的な買収を繰り返しており、寡占化が進んでいる。

そんな現状を踏まえてか、回答者の84％が「今後さらに大手調剤チェーンの寡占が進む」

とみていた。その理由は「資金力・規模・ブランド力が高い」「在庫・デッドストックのリスクが低いから」「M&A（合併、買収）が加速している」の順だった。

「薬学部卒しかいない小規模薬局は経済や経営を学んでおらず、（大手に）歯が立たない」「人手が多いので在宅と外来に人の振り分けがしやすい」「大手チェーン店であれば組織としての結びつきも当然強く、情報共有もしやすい。結果、情報量においても個人薬局に比べて充実し、高いレベルで業務が行える」という意見が目立つ。

少数だが「その土地の事情に精通した個人経営の薬局も、ある程度は残っていく」との見方もあった。

今後、調剤薬局とドラッグストアのどちらに将来性があると感じるか？　との質問には75・5％がドラッグストアを挙げ、圧勝となった。

「調剤併設のドラッグストアが一番将来性を感じます。ドラッグストアの商品は、スーパーなどに負けていない安価な価格設定となっており、買い物に来られるお客さんも多いです。薬の待ち時間にドラッグストアの中で時間を潰すのは有意義であると思われます。有意義である中で売上が増えるかもしれないので、いい経営法だなと思っています」

やはり、日用品も購入できるドラッグストアにアピール力を感じる人が多い。

ただ、「在宅医療が広がれば、すでにノウハウの分かっている調剤薬局の方が、将来性があるのではないか」と評価する意見もあった。

人気薬剤師ユーチューバーこじゆきさんに聞いてみた

小嶋夕希子さんは「こじゆき」という名前で、週に2回、ユーチューブで番組を放送している。薬局経営の裏話や、薬剤師の仕事の実際について、本音で語っている。

21歳の時、実母の介護と看取りを経験した。それがきっかけで薬剤師となり医療・介護の道に入った。赤字薬局を黒字化し、技術料を6・5倍まで成長させたという。現在は、介護やコンサルティングなど多角化事業を展開している。

――ユーチューブ歴は何年になりますか。反応は。

こじゆき　今、半年ですね。2021年の秋に本格的にスタートしたので。

反応があるのは、やっぱり働き方、就職先の選び方、キャリアアップのこと。まあ何を勉強したらいいのか、どうスキルを身につけていったらキャリアアップしていけるのかっていうところが多いです。

結構重大な悩みとしては、ずっと派遣で働いていたような人たちが、コロナ禍で仕事が激減してしまったこと。時給が下がってきているっていうところです。

薬剤師の資格があれば安泰、は昔話

私が薬剤師になったばかりのころは、薬剤師の派遣バブルみたいな時代がありました。車もついて社宅もついて、時給が5000円とか6000円なんてこともあったんです。だから半年働いた後、残り半年はゆっくり遊ぶなんて人もいたんですが、ちょうど2020年の夏あたりからですね。都内で派遣さんの求人が本当になくなり、正社員で働きたいっていう希望を持つ人が増えてきました。

ですが、派遣で今まで働いてた人が、社員になってうまく対応できるかっていうと、そういうわけでもない。資格があれば安泰、っていう状況から変わりつつあるのかなっていうところですね。

――ご自身の番組の中で、薬剤師の仕事はAIに脅《おびや》かされると話していました。

こじゆき そうですね。まあ、AI（人工知能）だったりロボットだったり。実際にロボットを設備として入れる薬局も結構出てきてますし。薬剤師の免許がいらない部分に関しては、とって代わられてしまう部分があるかもしれませんね。0402通知（注1）で薬局の事務の方ができる仕事が広がっているし、今は法律上、薬剤師が処理する処方箋が1日、1人40枚までに制限されていますが、今後、その制限は外れていくという見通しです。

経営者側も薬剤師をそこまで数多く置かなくてよくなってくるって思うと、一般の薬剤師さんたちは働く場所を確保することが、この先どうなっていくんだろうって不安を持って相談に来る方が多いですね。

例えば、それこそただ薬局の奥でピッキング（注2）したりとか、在庫整理をしたりとかしてればお給料がもらえたんですが、これからは路頭に迷っていくかもしれません。

（注1）0402通知は、厚労省が2019年4月2日に通知した内容を指す。今まで薬剤師がほぼ独占して行ってきた業務の一部を、一定の条件下で非薬剤師でも可能とした。

（注2）ピッキングとは、薬剤師が医薬品を計量、調整して、患者に渡す「調剤行為」の中で、処方箋に書いてある医薬品を棚から必要な数だけ取り出して集めること。

――コロナ禍の中で薬局とか薬剤師に任される部分が増えてきています。薬局は地域医療の中で役割を果たしていると思いますか。

こじゆき　薬の配達などの形で貢献はできたのかな、とは思いますけども。まあ、ただ実際にその薬局として社会的に必要とされてるかって言ったら、まだまだなのかな。健康サポート薬局、連携薬局という制度を作って社会に貢献する。患者さんのために対人業務を強化し、貢献していくんだって旗を掲げるのはいいんですけど、例えば処方箋がなくても相談しよう、何か困った時に薬局の薬剤師さんの顔が相談相手として浮かびますか、と聞きたい。一般的には薬局の薬剤師なんて白衣を着た「誰か」でしかないので、やっぱり個人として名前があがるような存在にならなかったら、まずまずそんな悩みの相談なんて来ないですね。

大手と中小は補い合う存在

――大手調剤チェーンやドラッグストアとの競合は?

こじゆき　競争ってのはかなり激しくなりますよね。ただ、大手と中小の双方に存在意義があると思います。大手が持ってる一番いいところっていうのはやっぱり資金力だったり、資本力だったり。桁違いに規模が大きいので、例えば採算が合わないけれど、その地方、地域に必要とされてる場所に出店をするだとか、日用品も含めて展開をしていけることですね。

――小島さんは在宅医療にも積極的だそうですね。

こじゆき　大手薬局もやっていることです、実際。例えば老人ホームの薬剤管理にも入っています。やっぱり在宅医療って、イレギュラーなことしか起こらないんですよ。そのすべてが点数になることばかりじゃない。すごく非効率なことも扱うんです。

やっぱり大手さんの弱い部分とすれば組織が大きいので、ルールとか、売上などについて厳しく統率を取っている。イレギュラーなことが起きたら対応が難しくなってしまう。残業もなかなかできない。

大手さんだと6時に閉店しなくちゃならないのに患者さんが来るからってダラダラ開けてたら本部から何で残業してるんだとかっていう話になっちゃうわけじゃないですか。中小だとそこが柔軟にでき、無理がききます。

――ジェネリック薬不足でどんな影響がありますか？

こじゆき　もう大混乱、大混乱（笑）。初めてのことなので、すごい戸惑ってます。関連する問い合わせとか説明とか、すごく仕事の負担になっている。しかもAっていうメーカーの薬がなくなったのでBにする。Bもなくなったから Cにするという具合です。薬の在庫というか、同じ成分の名前の薬の箱がめっちゃ増えるんですよね。

患者さんは薬の知識がないですから。ドクターからこれ飲んでくださいって処方箋に書かれているのに、その薬がないから出せない、（処方箋から）削除になりましたと説明すると「何も飲まなくていいの」と聞かれます。

実は今年初め、水戸《みと》市で新店をオープンして本格的に動き出したのですが、卸さんは発注実績のある店を優先する。だから新しい薬局で、しかも新規で薬を発注すると後回しにされ、全く薬が手に入らないというような状況でした。

気軽な相談窓口として活用を

――薬剤師のここに注目してほしい。こんなふうに利用するといいという点はありますか。

こじゆき　薬の配達や、オンラインで服薬相談できるっていうことに関しては、便利になるので活用してほしいなっていうところが、もちろんあります。それ以上に薬局とか薬剤師っていうのを、もっとうまく使ってほしいなっていうことがあります。

医療と介護とかですね。実際にご家族の介護が必要になったりとかした時に困ることがたくさんあるかと思うんですけど、そういう時に、薬剤師はいい感じで宙ぶらりんなので、お医者さんたちと現場の間を埋めるようなことができる。薬の相談だけじゃなくて、生活のことなど、もうちょっと使ってもらえたらなとは思います。在宅医療の流れはさらに強まるので、われわれも知識を吸収していかないといけないですよね。

――最後にこれから薬剤師を目指す若者が一番悩んでいることは？

こじゆき　学生の子たちとも話す機会多いんですけど、非常に迷ってるというか、決め手に欠けるっていう状況なんですよね。私たち自身が薬剤師として働いていくというか生きていく魅力が伝えられてないんだろうなっていう感じですね。何かこう薬剤師アルファで必要とされる人になるためには、どうしたらいいのかと考えてる子がすごく増えてます。

――具体的にどうアドバイスしているのですか？

こじゆき　私がよく言ってるのは薬剤師として「うんちゃら、かんちゃら」っていうのは、いったん捨てた方がいいよって。こうあらねばならないとかではなくて、社会に出た先で一体どんな人間になりたいのか。患者さんを笑顔にしたいのであれば、じゃあ笑顔にするために何をすればいいのかっていうところの手段の1つが薬剤師っていうことです。薬剤師として独立し、店を持ちたいと考えている人も多いので、これからもユーチューブでは、そこをお話ししていきたいです。

終わりに

薬局は3万店もあれば十分　東京都薬剤師会会長に聞いた

約7000人の薬剤師が加入する大所帯である東京都薬剤師会。その会長を務める永田泰造さんは、薬局、薬剤師についてメディアでも積極的に発言している人だ。ジェネリック薬問題をはじめ、薬局や薬剤師のあり方について長時間インタビューした。ちなみに永田会長は自らも練馬《ねりま》区で薬局を開業する薬剤師である。

――コンビニよりも多く、6万店になっている薬局は多すぎだといわれています。これからリストラの時代に入るともいわれていますが。

永田会長　それはおっしゃるとおりだと思います。ま、昔から薬局って、例えば病院薬剤師と違って広い範囲の話に浅く対応してきました。

病院は、1人の入院患者さんに対して処方設計から始まって診断、検査。それに基づく高度な対応が必要です。広く浅くという薬局のレベルで対応しなければいけないことはいったい何だろうかと考えると、まさに地域の皆さんと長い間、顔と顔を合わせ、つながっていることです。それがかかりつけとしての薬局像ではないかなと思っています。だから、そういう薬局っていうことになると、確かに6万店もいらんです。3万店もあればいいんじゃないですか、っていう気がしますよね。

具体的な解決策を示せなければ終わり

――薬剤師もリストラされる時代だという声もあります。

永田会長　薬剤師だって、もう余りますよ。「他の業種に行ってください」になっちゃうと思います。薬剤師っていうか、薬学系の大学が多すぎるということですね。

毎年卒業生が1万人出てくる。それが全部世代交代するわけではないですよね。医薬品の調整、オンラインの服薬指導など40代前半ぐらいまでなら、みんな対応できます。私の年代になると老眼が進んで、薬名を読み取るのが大変になってしまいます。

じゃあそういう作業は、機械化すればいいじゃないということになってくると、薬剤師はたくさんいらなくなる。

調剤業務の中のピッキング行為といわれているような計数調剤に関しては事務員がやっ

た方が速いんだということで、指示書を渡して調剤には当たらない内容の「調剤準備行為」をさせている。その方が、スムーズに行く面があったりします。

薬剤師は対人業務として人と接し、問題解決の回答を示し、次の薬剤師に引き継いでいく。伝言をもとに新たな情報を仕入れて、具体的な解決策を示す。それが役目になってくるのは間違いない。そこができなかったら、もう終わりです。

どうすれば患者さんが満足してくれるのか、どう学習するかは自分自身で考えるしかありません。

お宅に行けば何とかしてくれる

――生き残っていける薬局はどこが違うのでしょうか。

永田会長　生き残れる薬局っていうことになると、まず当然地理的な立地条件があります。医療機関の周辺にあるのも1つでしょうけれども、やっぱり交通機関と人がたくさん通行するような商店街でしょう。

ちょっと人が集まる場所から離れていても、なんでそんなにたくさん人が処方箋を持って集まってくるのか、その地域にいる高齢者の方々が利用しているのかという薬局があります。

私が薬局を練馬区で始めたのは三十数年前ですけれども、たしか5、6年目の時に、どうしてうちの薬局を利用されてるんですかってお客さんに聞いたことがあります。全然違う場所にある病院の処方箋を持ってきてくれる人がいたからです。「お宅に行けば何とかしてくれる」という評判を周りから聞いたからと話していたのです。その時に思ったのは、一人一人の患者さんはそれぞれ事情が違うから、親身になって、なんとかしてあげようという気持ちが相手方に伝わっていたんですね。

その何とかした結果がちゃんと出てきていたわけです、そういうことを積み重ねていくことによって、口コミで宣伝をしてくれる。「あ、これだよな」って私は思ったんです。

高齢者はオンラインで満足してくれない

――2022年4月から医療、調剤のオンライン化がいっそう進みました。

永田会長　地域の中で医療連携をどのように考えるか、今回のオンライン診療に伴うオンライン服薬指導も認められました。コロナの感染拡大で、0410通知（注）がありました。実際やってみて悪い結果が出なかったから、今回、全部に普及させる方針を取ったわけです。

これは、後発医薬品の普及を護送船団方式で進め、悪い結果は出なかったから、今度もうまくいくだろうというのと同じ発想で作られたのではないかと思っています。

オンラインで相手方と話をする機会が増えましたね。でも、本当にちゃんと身の入る会話になっているかっていうことになると、本当に集中をして対応してくれている人とそうではなくて、「ながら族」のような対応をする人もいる。対面よりも遥かに意識、集中力の低い状況の中でやらなければならなくなるから、本当に役に立つかどうかは、なかなか難しいかなと思ってます。

オンラインは若い人たちには受け入れやすいでしょうが、年齢が高くなればなるほど、オンラインに対しては、ものすごい不満足な結果となってくるのではないか。

だからこそ、ちゃんと相手の顔色を見ながら対応できる。画面上で1対1の対応ができるような訓練を積んでおかないといけないでしょう。

ただ単に、確認するべき項目だけを、形式的に確認したにすぎないような状況になってくるんじゃないかと心配です。

自分の知識から、この人は何に困ってるかをオンラインで把握できるようになるには、あと何年もかかる。1年、2年でできるものではないでしょう。

（注）0410通知は0410対応ともいう。厚労省が2020年4月10日に通達した「新型コロナウイルス感染症の拡大に際しての電話や情報通信機器を用いた診療等の時限的・特例的な取扱いについて」を指す。この通知により薬剤師は一定の要件の下で、電話や情報通信機器などを用いて服薬指導を行うことが可能となった。

セクハラまがいは昔から

――地域密着になれば、患者さんとのトラブルも増えると聞きますが？

永田会長　そういうのは昔からありました。私の薬局でも、特定の女性に手紙を出し続けるとか、プレゼントを女性陣全員に持ってくるとかね。女性の薬剤師に対してのセクハラまがいな行為もありました。私も交番に駆け込んだことはあります。

それでもかつてはなんとか対応できましたよ。今はどうもそうじゃないですよね。何かミスが起こったとしても、次は気をつけろよな、で終わりにしてくれる人たちと、失敗に対してはSNSを使って、俺はこんなことをされたって訴える人もいます。なんかここ5、6年の間にそういう現象が目立ってきている気がしますね。

ドラッグストアのやり方は医療ではなく「商売」

——大きな資本を持ったドラッグストアが全国で拡大しています。

永田会長　こういう現象は弱肉強食っていえばそうなのかもしれません。おいしいところに目をつけたなと思います。ドラッグさんにとって調剤は健康保険法上のカテゴリーの中に入っていて法律で結構縛られます。ですから、なかなか手を出しにくかったようです。しかし近隣に医療機関ができてきて、ドラッグと名前がついているのなら薬局もやってくれよ、みたいな話が出て、やってみたらかなりの利益率になる。

そんな商品を、ドラッグストア内でたくさん売ることなんてできないわけです。そうなったらこれはものすごくいい。利益率を確保できる仕事っていうことになりますよね。批判したくはないですがドラッグストアは商売であって、医療じゃないような気もします。自分たちがやらなきゃいけないのは医療従事者としての対応であって、それに対応して、稼がせてもらってるわけです。どうもその意識の差みたいなものがドラッグストアにはある気がします。

薬剤師1人の薬局っていうのはどんどん圧迫されている。自分たちがノルマとしてこなさなければいけない項目が法律で決まっていて、それをきちんとやっていくには、どんどん年齢的に難しくなってしまう。

後継者問題もあります。子どもがいて、薬剤師になってくれる、あるいは、子どもが薬剤師と結婚して、店を引き継いでくれるような態勢になっているところは残るでしょうけれども、それがないところはもうこの際、店を売ろうとなってしまう。

神戸にいる私の大学の同級生も、2店舗あって娘は薬剤師になってくれた。娘の旦那さんも薬剤師ですが、もう続けたくないと2人が言うので、売ることにしたそうです。

ジェネリック薬は信頼回復できるか。業界団体に聞いた

ジェネリック薬は、この2年間大揺れが続いた。製薬メーカーでつくる日本ジェネリック製薬協会（GE薬協）広報委員長の田中俊幸さんは、メディアの取材に応じる一方、全国を回って協会としての取り組みを説明してきた。協会の会議室でじっくり話を聞いた。

――協会の歴史は？

田中　1965年12月8日が設立日ですから、56年が経過しています。ジェネリック医薬品の製造販売を主な事業とする会社が正会員として、2022年4月1日現在、37社が加盟しています。初めて聞く名前もあり、こんな会社があるんだという印象かもしれません

が、この37社で、日本で今、流通しているジェネリック医薬品の約4分の3弱を提供しています。医薬品の製造に必要な製造機器メーカーさんなども賛助会員として参加しています。そして当協会は、ジェネリック医薬品に関しては、厚労省、外部の団体様との窓口も引き受けさせていただいています。

シェアは下がっていない

――不祥事続きでジェネリック医薬品のシェアが下がったのでは？

田中　厚労省から「最近の調剤医療費（電算処理分）の動向」が月別に発表されています。直近の2021年10月は81・7％でした（注）。決して使われる比率が減っているということはないようです。月によっては減っていますが、大きく落ちているということはありません。

（注）ジェネリック医薬品の数量シェア（数量ベース）＝［ジェネリック医薬品の数量］÷（［後発医薬品のある先発医薬品の数量］＋［ジェネリック医薬品の数量］）

――日本のどこで主に使われているのでしょうか？

田中　先の資料から都道府県のページを見ますと、東京都、神奈川県、大阪府、この3カ所が多いことが分かります。この3カ所で日本の約4分の1の薬剤費が使われています。つまり大都市圏となります。東京だけで見れば全国の11％ぐらいを占めています。

県別に見れば、徳島県の普及率が低いのですが、ここ最近の伸び率は全国で1番の伸びとなっています。なお、国の医療費自体を削減するには東京都、神奈川県、大阪府で、ジェネリック医薬品の使用が進むことが期待されています。


――供給不安になっている薬の数は？


田中　日本製薬団体連合会（日薬連）が2021年11月18日に発表したアンケート結果の数字によりますと、3143品目が8月末時点で「欠品・出荷停止」、「出荷調整」となっていました。調査対象の20・4％を占めます。

この数字はジェネリック医薬品だけではなく、すべての医薬品です。薬が全くないわけではないのです。例えば3143品目の中には、本当に薬の在庫がないというものもあれば、薬はあるけれども、限定的に出荷を停止しているというものがあります。

限定的に出荷を停止しているというのは、例えば私の会社が、ある医療機関とお付き合いがあり、薬を使っていただいている場合に過去の実績分は確保します、というようなことです。

ところが今までお付き合いがなかった、もしくは違う薬を使っていました、という場合、ご注文をいただくとなると、新規のご注文となりまして、現在は対応ができない状況ですということになります。

私たちが2022年5月に、会員社を対象に行った調査では25 16点の流通が滞っていました。

重なった不祥事、増産追いつかず

――なぜいつまでも出荷調整が続くのでしょうか。

田中 現状の供給不安には、大きく5つのパターンがあると認識しています。

1つ目は、当初の小林化工、日医工の事案に起因するものです。小林化工は2021年2月9日付で116日の業務停止の行政処分、その後、日医工が2021年3月4日付で医薬品製造業32日間、医薬品製造販売業24日間の業務停止の行政処分を受けました。

当初、小林化工の影響は、残りのジェネリック医薬品メーカーによる増産対応、在庫の放出等で何とかカバーしました。そのようなギリギリの状況の中で、さらに日医工が業務停止となりました。日医工は品目数も数量も多かったため、各社の対応で十分にカバーしきれていない現状があります。

2つ目は現在、当協会会員会社で進めている自主点検に起因するものです。現在、GE薬協で進めている信頼回復に向けた取り組みの中で製造販売承認書（医薬品を作るための設計図のようなもの）と製造の実態に齟齬《そご》がないかを、各社と協議して定めた一定の基準に則って自主点検を行って来ました。一部自主回収が発生し、新たな出荷調整のような問題が発覚したというものです。

3つ目は、間接的に発生したものとして、各社の増産対応に起因したものになります。ジェネリック医薬品は少量多品種製造であるため、綿密なスケジュールが立てられております。また医薬品には複雑な製造工程があるものも存在します。製造するのに他の医薬品の倍の時間が必要なものや、製造工程が難しいものもあります。

コロナ禍の影響も

4つ目はコロナの影響です。これには軽微なものと大きなものとがあります。軽微なものではコロナワクチン接種後の発熱時に使用するアセトアミノフェン（解熱鎮痛薬）です。急激な需要があり一時的に足りないことがありました。

大きなものは医薬品の原薬に関する問題です。医薬品の原薬の生産は先発品、ジェネリック医薬品を問わず海外に依存しており、日本は6割程度を海外から輸入しております。コロナの影響で原薬を製造している国がロックダウンして工場の生産がストップした影響などがありました。その後、医薬品のサプライチェーンの問題として経済安全保障としても取り上げられることになりました。現在は、原薬の問題は解消されております。

最後に5つ目として2021年11月29日に発生した日立物流（東京都中央区）の子会社の物流倉庫による火災があげられます。当協会の会員会社でも被害を受けた会社がありました。なお、今後の可能性として、ウクライナ危機による影響が懸念されます。各社、その確認と対策を講じているとのことです。

ジェネリック医薬品でいえば沢井製薬と（田中氏が所属する）弊社東和薬品が、供給量が相当多いので、この2社がまずは先頭をきって出荷調整を解除しないと、それ以外のメーカーは解除しづらいと思います。大手が解除しないのに、うちだけ解除して注文が集中したらたまらないという気持ちもあると思います。

医薬品不足は、代替薬で対応できている

――ジェネリック医薬品が不足して、健康に問題が出たケースはあったのでしょうか？

田中　調べてみたのですが、特定のジェネリック医薬品が不足したことで健康上、実害が出たというケースは把握できませんでした。

なんとか別の製品で代替していただいているものと思います。代替品は成分を変えて対応することはあります。例えば花粉症の薬、よく知られている薬としてフェキソフェナジンなどがありますが、別の成分の薬もあります。

――骨粗鬆症の治療薬エルデカルシトールの不足に困った人が多いですが。

田中　このジェネリック医薬品は２０２０年８月に２社が発売しました。発売後２カ月ぐらいでかなりジェネリック医薬品に置き換わりました。

結局、ジェネリック医薬品メーカーは2社しか出せませんでした。ジェネリック医薬品メーカーが新製品を出さないのはいろいろなケースがあります。今回は、先発メーカーが特許権侵害の訴訟を行っており、裁判を避けるために出さないケースでした。そして、その訴訟中に市場に供給される数が減少したことにより、供給不安が発生してしまいました。その後、裁判で先発メーカーの訴えは棄却されています。

日本骨粗鬆症学会も、エルデカルシトールの代替品への切り替えを避けるよう求める通達を出されています。今は市場に供給される数も元に戻り、問題はほぼ解決しています。

精神科の薬は替えにくい事情

――代わりの薬は見つかるといいますが、抗精神薬では問題が起きるケースが報告されています。

田中　精神科の患者様は、薬を替えることを敬遠されるケースが多いと思います。

残ったメーカーが一生懸命、増産対応に取り組んでいるものの、メーカー同士が生産量を調整し合うことは、独占禁止法の違反になりかねません。メーカー同士のやり取りで、「あなたのところでは、この3月から4月までこのぐらい出してください。その後、私の方で調整します」とすると、問題になります。

公正取引委員会は生産量の調整をすれば、最終的には違法な価格調整につながると考えていると思います。経済の需要曲線と供給曲線、それが交わるところが均衡価格となります。それに合わせて供給量を調整するということが、結果的に価格操作であるという見方だと思います。ですから、医薬品が特殊だからといっても、対象外にはできないということでしょう。

不正は簡単には見抜けず

――厚労省や地元の自治体の検査体制が甘かったのではないでしょうか？

田中　私は検査体制（査察）が甘かったとは思いません。査察官には適正な教育が行われていますし、数多くの査察の経験もされています。小林化工は、不正が発覚しないように二重帳簿を作っていたようです。二重帳簿まで作られてしまうと査察で見抜くことは、かなり難しいと思います。

一方で都道府県による査察は、強制力があるわけではないので、「今から机のものに手をつけるな」というような強制的な調査はされません。いわゆる性善説によって成り立っています。「さすがに医薬品の製造において不正はないだろう」という前提かと思います。ただし、通常の査察で確認できることもありますし、現場で長年経験を積んだ方であれば、あまりにも綺麗にできすぎたデータは怪しいといった、いわゆる経験をもとにした「勘」みたいなものがあるようです。

医薬品の製造は、人間が関わっていますから人為的な誤りをゼロにすることはできません。しかし、エラーをチェックし、気がついたら、それをきちんと報告できるような仕組みを作る必要はあります。エラーが出ました、と報告することで人事評価が下げられるようなことは許されないと思います。また、メーカーである以上は問題が起きた時には、原因をしっかりと分析し、改善をしないといけません。

隠蔽をしたがるのは個々の企業文化に関係すると思います。他の業界でもいわれるように、急成長した会社ほど危ないのかもしれません。どこかに無理があるかもしれないということです。

数量シェア80％の達成時期は、5年の猶予をと相談

――普及率80％を急ぎすぎたのではないでしょうか。

田中　2015年に「ジェネリック医薬品の数量シェア80％を目指す」骨太の方針の素案が出された時、われわれ業界団体は、達成時期に関しては素案の時期より5年ほど時間の猶予をいただきたいと相談をさせていただきました。目標の設定を2018年3月ではなく、2023年の3月まで待ってほしいと。

当時の生産能力では80％の数量を生産することができず、製造設備を新規に投入し、新しく工場も建てないといけないような時でしたので、そのためにはプラス5年程度は必要ですと相談させていただいていました。

当時の歳出改革でも発言させていただいています。また当時の厚労省も理解を示してくれ、多くの国会議員の皆様にも、われわれの協会の言い分が伝わるような活動をしていただきました。

しかし、残念ながら、「2016、17、18年」の3年間の社会保障費の伸びを1兆5000億円に抑えるという目的があったことも背景にあったようで実現は叶いませんでした。結果的に、「骨太の方針2015」の中に「ジェネリック医薬品の数量シェアは2017年中に70％以上とするとともに、2018年度から2020年度末までの間のなるべく早い時期に80％以上とする」という目標が掲げられました。そしてこの数値目標を達成するためには、ジェネリック医薬品メーカーは年間で約15％程度の成長をしないといけませんでした。

そのために中途採用を増やしたり、あるいは新入社員の採用人数を増やしたり、かつ、教育にも苦労しながら取り組んできました。品質を担保する教育に頑張り続けた会社と、それを疎かにして、目先の売上に走った会社があると思われます。それが分かれ目になったと思います。

供給不安は2年以上続く可能性も

——供給不安は2年で終わるのでしょうか。

田中　正直、2年で済むかどうかは分かりません。今回の問題で日医工の分を一生懸命残ったメーカーでカバーしていますが、今ある設備ではもう限界に近い状況だと思います。増産するために、既存の工場の設備を増強し、新しい工場の建設の計画を立て取り組んでいます。ただ医薬品を増産して製造するためにはバリデーション（注）という作業が必要になります。

今ある工場を、道路1本離れた所に移して増産するだけでも、新たにバリデーションが必要となり、データに問題がないか繰り返しチェックが必要となります。1つの品目を別の工場を移すだけで、6カ月ほどかかります。そこから計算していくと、早くて2年から2年半ぐらいかかるという見方が多いかと思います。

（注）医薬品・医療機器を製造する工程や方法が正しいかどうかを検証するための一連の業務のこと。科学的根拠や妥当性があるかを調査する。

——小林化工と日医工の教訓はどう生かされていますか。

田中　協会の取り組みとしては5項目を挙げています。

1、コンプライアンス、ガバナンス（注）、リスクマネジメントの強化　2、品質を最優先する体制の強化　3、安定確保への取り組み　4、積極的な情報の提供と開示　5、その他、協会活動の充実、国等との連携です。

なぜ1番目に、コンプライアンス、ガバナンス、リスクマネジメントを挙げたかというと小林化工、日医工ともに第三者委員会の調査報告書が出ましたが、読んでみると法令遵守に対する意識不足が目立ちます。

小林化工は、社長自ら不正を指示していたので、会社全体のガバナンス体制とコンプライアンスの欠如の問題ともいえます。それに対して日医工は、製造現場の責任者による不正の指示によるもので、現場のガバナンス体制の問題といえると思います。

こういったところが明確になったので、一番の教訓は、やはりこの対策の強化だと思います。徹底的に業界団体として会員会社に取り組みのお願いをしています。

また内部通報制度の設置は、300人以内の会社は努力規定となっていますが、あえて設置を依頼しています。内部通報制度は抑止力になりますので。

まだまだ取り組んでいる最中というのが実態です。ただ、単独の会社としてでは動きが遅くなりそうなことを、業界団体としてきちんとリードしたいと思っています。

（注）健全な企業運営を行う上で必要な管理体制の構築や、企業の内部を統治すること。

ジェネリック医薬品の優秀な点をアピール

――ジェネリック医薬品に対する信頼をどう取り戻すのでしょうか。

田中　「ジェネリック医薬品があってよかった」と言っていただくことです。国民の9割以上はジェネリック医薬品という名前はご存じのようですが、「安い」ということだけしか知っていただけていないようです。

実は安いだけではありません。

先発医薬品が独占販売期間に副作用等が出たとします。ジェネリック医薬品は、先発医薬品で安全性、有効性で問題ないものを選んで出しています。逆に言いますと、安全性は高いとも考えられるのです。

細かいところにも、いろいろ工夫をしています。例えば、大震災の教訓から、有用性が高まっている、水がなくても飲めたりして、口の中で溶けやすくする剤形です。そういう工夫は、年配者で飲み込む力が弱まる人にも大変役に立ちます。また、薬に製品名を印字することもあります。飲み間違いがないための工夫です。これもジェネリックメーカーが始めたものです。

患者様から薬のにおいがきつく嫌だという声があれば、コーティングを施すことで、においを軽減させる工夫もしています。マスキングといいます。

実際には、他にも工夫をたくさんしています。単に先発医薬品と同じものというわけではありません。有効成分は一緒ではありますが、添加剤を変えることにより、形を小さくしたり、飲みやすくしたり、いろいろな工夫をしています。今回の問題により、ジェネリック医薬品に対する信頼を失墜させてしまい、多くの皆様にご迷惑をおかけしてしまいました。引き続き、信頼回復に向けた取り組みを継続し、その取り組みの内容をしっかりと説明していきたいと思っています。

主な参考文献、サイト

福井新聞、北日本新聞、Ａｎｓｗｅｒｓ Ｎｅｗｓ、化学工業日報、薬事日報、ミクスＯＮＬＩＮＥ
医療経済研究機構　厚生労働省保険局医療課による委託事業　薬剤使用状況等に関する調査研究報告書（２０１７年）
厚生労働省「ジェネリック医薬品への疑問に答えます～ジェネリック医薬品Ｑ＆Ａ～」（２０１５年２月）
三菱ＵＦＪリサーチ＆コンサルティング「厚生労働省医政局経済課委託事業　後発医薬品使用促進ロードマップに関する調査報告書」（２０２０年３月）
週刊ダイヤモンド「薬剤師31万人　薬局6万店　大淘汰」（２０２２年1月29日号）
『新薬、ください！　ドラッグラグと命の狭間で』湯浅次郎著　新潮社（２００７年）
『薬価の経済学』小黒一正・菅原琢磨編著、日本経済新聞出版社（２０１８年）
『模倣と革新のインド製薬産業史――後発国のグローバル・バリューチェーン戦略』上池あつ子著　ミネルヴァ書房（２０１９年）
『日本の医療――制度と政策　増補改訂版』島崎謙治著　東京大学出版会（２０２０年）
『コロナ後の未来』ユヴァル・ノア・ハラリ他　文春新書（２０２２年）

日本ジェネリック製薬協会ホームページ
日本製薬工業協会ホームページ
アメリカ研究製薬工業協会：ＰｈＲＭＡホームページ

スタッフ
編集／小林大作、中尾緑子
本文ＤＴＰ／ユニオンワークス

著者プロフィール
五味洋治（ごみ ようじ）
1958年、長野県生まれ。早稲田大学第一文学部卒業後、中日新聞東京本社入社。韓国・延世大学校に語学留学の後、ソウル支局、中国総局勤務。その後10カ月間ジョージタウン大学にフルブライト留学。現在は東京新聞論説委員。著書に『金正恩 狂気と孤独の独裁者のすべて』（文藝春秋）、『生前退位をめぐる安倍首相の策謀』（宝島社新書）など。

宝島社新書

日本で治療薬が買えなくなる日
（にほんでちりょうやくがかえなくなるひ）

2022年6月24日 第1刷発行

著 者 五味洋治
発行人 蓮見清一
発行所 株式会社 宝島社
〒102-8388 東京都千代田区一番町25番地
電話：営業 03(3234)4621
編集 03(3239)0927
https://tkj.jp
印刷・製本：中央精版印刷株式会社

ISBN 978-4-299-03054-2